ドクター夏井の外傷治療「裏」マニュアル

すぐに役立つ

Hints
&
Tips

夏井 睦
練馬光が丘病院
傷の治療センター

三輪書店

序

　筆者は長野県にある病院の「傷の治療センター」に勤務していた。このセンターの仕事は，外傷患者の治療をすること，夜間に救急外来を受診した救急患者の治療を引き継ぎ最後まで治療すること，初期研修医に外傷治療の教育を行うこと，院内の術後創のトラブル（創離開，創感染）の治療を行うことである。他の施設にはないシステムであり，世界で唯一の外来だったと思う。

　私の病院では基本的に初期研修医は全員，2週間ずつセンターで研修を受けるが，その期間ですべての研修医が顔面裂創の縫合，手の外傷の治療，熱傷治療，感染創の治療ができるようになる。そして，自分が縫合した傷がどのような経過をたどって治癒していくのかを自分の目で見て，縫合から抜糸までの全経過を経験していく。

　なぜこのような教育・指導を行っているかと言えば，受傷部位の大半は顔面と手などの露出部が占め，外傷の種類としては単純な擦過創，裂創，熱傷が大半を占めているからだ。簡単な顔面裂創や擦過創，手指の裂創の治療ができれば，救急外傷患者の8割方が治療できることになる。だから，顔面裂創と手指の裂創，擦過創や挫創の治療だけを研修医に教えるのがもっとも効率的だろうと考えたわけである。筆者は数年前から初期研修医全員に顔面と手の外傷を中心とした指導を始め，実際に彼らは治療ができるようになっている。形成外科専門医の縫合を100点満点とするとおおよそ70点くらいはいっていると思う。そして，ほとんどの患者さんが結果に満足してくれている。

　つまり，すべての研修医が2週間の研修で，8割方の外傷を70点の仕上がりで治療できるのである。常識的に考えればこれで十分だろう。であれば，私が現在行っている外傷治療の教育方針はそれほど間違っていないのではないかと思う。世界に類例のない教育方針であるが，それでよい結果が得られるのであれば，それでいいのではないだろうか。

　翻って，現在行われている外傷治療の教育とはどうなっているのか考えてみると，裂創や挫創などのもっとも多い外傷の治療につい

ての教育は，大学でも病院現場でもなされていないはずだ．要するに，このような外傷については確立された指導方法そのものが存在していないのである．救急救命的な治療・処置の教育はあっても，それ以外の外傷（実はこれが外傷の大多数を占める）の治療についてはまったく教育がなされないままに医師になり，現場で見よう見まねで治療を行っているのが現状なのである．

　このような現実を見ると，誰が認めたわけでもないが，現実の外傷患者に対処できている以上，これを公開しない理由がない．それが本書である．従来の教科書には書かれていない治療法が多いが，どの方法も自信を持ってお勧めできるものばかりである．

　もちろん，これらの方法が未来永劫正しいわけはなく，筆者も日々，新しい症例にぶつかるたびに治療法に新たな工夫を加え，治療上のトラブルを未然に防ぐべく努力している．これらについてはホームページ【新しい創傷治療 http://www.wound-treatment.jp】で随時情報を追加しているので，ご参照していただければ幸いである．

　最後になるが，教科書に書かれていない治療法だけをまとめて本にするというリスキーな試みを快く引き受けてくれた三輪書店，そして担当編集者の大島登氏には心から感謝する．

2007年10月

石岡第一病院　傷の治療センター
夏井　睦

目　次

第 1 章　外傷治療の基本を学ぼう

救急医だからこそ顔と手を学ぼう …………………………3
顔面裂創は怖くない ……………………………………………4
手・手指裂創も怖くない ………………………………………5
止血法 ……………………………………………………………6
局所麻酔 …………………………………………………………7
縫合の練習 ………………………………………………………11
手早く縫合すべき理由 …………………………………………19
縫合糸の選択 ……………………………………………………21
縫合の手袋は未滅菌でよい ……………………………………23
筋膜は縫合するが筋肉と脂肪は縫合しない …………………25
マットレス縫合 …………………………………………………27
スキンステープラーの問題点 …………………………………28
縫合後のドレッシング・テーピング …………………………29
創傷被覆材 ………………………………………………………31
擦過創・挫創の治療 ……………………………………………41
熱傷治療 …………………………………………………………43
日焼けの治療 ……………………………………………………48
表皮剝離 …………………………………………………………49
上皮化終了後は紫外線に注意 …………………………………51
動物咬傷の治療 …………………………………………………52
粉瘤の治療 ………………………………………………………54
皮膚は洗うが創面は洗わない …………………………………56
絆創膏かぶれの予防に湿布薬で固定 …………………………57
ガーゼドレナージはドレナージではない ……………………58
ナイロン糸でドレナージ ………………………………………61
軟膏とクリーム …………………………………………………64

第 2 章　部位別治療のコツ

■頭部
- 頭皮裂創 …………………………………………………69
- 小児の頭皮裂創 …………………………………………71
- 小児の頭皮裂創で一工夫 ………………………………73
- 頭皮擦過創の治療 ………………………………………74
- 頭髪が創に入ると感染するのか ………………………75
- 頭部熱傷 …………………………………………………76

■顔面
- 顔面裂創縫合のコツ ……………………………………77
- 歯牙による口唇貫通創 …………………………………78
- 歯牙による刺創，裂創 …………………………………79
- 口唇の擦過創，挫創 ……………………………………80
- 口腔内裂創 ………………………………………………81
- 顔面骨骨折に緊急性なし ………………………………82
- 顔面骨骨折の診断のコツ ………………………………83
- 鼻骨骨折の診断 …………………………………………85
- 鼻骨骨折の麻酔 …………………………………………86
- 顔面熱傷 …………………………………………………89

■手指，趾
- 指（趾）の麻酔 …………………………………………93
- 神経は動脈を守っている ………………………………97
- 手袋でターニケット ……………………………………98
- 心臓に近いところを縛らない …………………………100
- 指節骨骨折と X 線写真 …………………………………101
- 指開放骨折治療の優先順位 ……………………………102
- 手掌や手背の縫合 ………………………………………103
- 切断指・指尖部損傷の治療方針 ………………………104
- 切断指の処置 ……………………………………………107
- 爪下血腫 …………………………………………………108
- 爪甲裂創 …………………………………………………112
- 指掌側の腱が露出したら ………………………………113
- 手背の歯牙による裂創 …………………………………114

指外傷の緊急性 …………………………………………115
　　手荒れ，主婦手湿疹の治療と予防 ……………………116
　　手・指の熱傷 ……………………………………………117
■体幹
　　会陰部，肛門部潰瘍 ……………………………………122
　　術後縫合創離開 …………………………………………123
■下腿
　　「弁慶の泣き所」はトラブルが多い …………………127
　　陥入爪の処置 ……………………………………………134
　　糖尿病性潰瘍・壊疽の治療 ……………………………137

装丁　（株）トライ

第1章

外傷治療の基本を学ぼう

救急医だからこそ顔と手を学ぼう

　救急室や外科系診療科の外来は，毎日何人ものけが人が受診する。裂創だったり擦過創だったり熱傷だったりと受傷原因はさまざまだが，では受傷部位はどこが多いだろうか。わざわざ統計を取るまでもなく，手と顔の外傷が多いことに異論はないと思う。顔と手は露出部であり，最も外傷を受けやすいのは当然だろう。実際，筆者の勤務する病院の救急外来を受診する外傷患者を見ると，受傷部位の大多数は顔面か手であり，裂傷であれ熱傷であれ，これらの部分が常に外傷の危険性にさらされていることがわかる。

　そうであれば，救急外来で外傷治療にあたる医師には，顔面と手の外傷の治療が求められるはずだし，これらの部位の治療ができなければ救急医として使いものにならないことになる。つまり，一次救急であれ三次救急であれ，顔面と手の外傷の治療ができることは救急医にとって必須条件なのである。

　しかし現実はどうだろうか。恐らく，顔面外傷であれば形成外科か耳鼻科の医師がコールされ，手の外傷では整形外科か形成外科が呼ばれることになる。一般的には，「顔と手の外傷は専門医にしかできない専門治療」とされているからだ。要するに，これらは専門医の領域とされているから，専門医が呼ばれるのである。

　しかし，筆者はそれは間違っていると考えている。医師国家試験を通ったばかりの内科志望の研修医でも，きちんと指導すれば数日で顔面や手指の裂創が縫合できるし，熱傷治療も挫滅創の治療もできるからである。実際，筆者が勤務していた病院では，筆者が2週間指導しただけで初期研修医が顔面外傷や手の外傷，熱傷や感染創の治療を行っているが，上級医の指導なしにほぼ完璧な治療ができているのである。つまり，大多数の顔面や手の外傷は，「専門的知識

が必要な特殊外傷」ではないのである。治療の要点と注意点さえきちんと指導すれば、初期研修医でも正しく間違いなく治療できるようになるのである。

　救急室だからこそ顔面と手の外傷をきちんと治療すべきだ、というのが筆者の信念であり、そのためのノウハウを公開する。

顔面裂創は怖くない

　顔面裂創は研修医が手を出すべきではない、専門医・指導医に委ねるべきだというのが常識だが、正しく指導すれば研修医でも簡単に縫合できるようになるし、それで特に問題が生じるわけでもない。つまり、顔面裂創は怖くないのだ。これにはもちろん理由がある。

　まず、救急外来でわれわれが出会う顔面裂創の大部分は単純で小さな裂創である。副損傷を合併するような深い裂創に出会う確率は非常に小さい。また、通常の顔面裂創では緊急に何かしなければ重大な合併症を起こすものはきわめて少ない。例えば、内眼角の深い裂創では涙小管の断裂、頬部の深い裂創では耳下腺管断裂が問題になる、というのは事実であるが、これらに遭遇する機会というのはきわめてまれであり、特に後者については20年以上の形成外科生活でわずか1例しか見たことがない。またこれらの合併損傷は緊急性がなく、救急外来ではとりあえず傷表面だけ縫合し、翌日専門医に紹介しても治療には支障ないのである。これは骨折を伴う裂創でも同様である。

第1章 外傷治療の基本を学ぼう

　次に，救急外来で研修医が顔面裂創を縫合する際の注意点，押さえるべきポイントについて説明する。

　まず，頭髪の生え際や眉毛，鼻唇溝などの目印となる部分をきちんと合わせることである。これらの目印を先に縫合し，残りの部分を丁寧に合わせていけば，初心者でもきれいに縫合できるはずだ。このために，頭髪の生え際や眉毛は剃毛すべきではない。剃毛してしまうと合わせるべき部位が不明になり，段違いに縫合してしまう原因になるからである。

　また，形成外科的には脂肪層に達する裂創では，まず真皮縫合を行ってこれで創表面をぴったりと合わせ，その後さらに皮膚縫合をするのが常識である。もちろん，ベストを求めるのであればこうすべきだが，ベストでなくてもベターな治療，というのであれば，深い裂創であっても創表面のみを細かくていねいに合わせ，創縁から細いドレーンを挿入して，さらに圧迫して血腫形成を予防すれば創はきれいに治癒することがほとんどである。

手・手指裂創も怖くない

　手や手指の裂創も通常は専門医に委ねるべき外傷とされているが，これも別に恐れる必要はない。治療は簡単である。手や手指の裂創も大多数は単純裂創であり，腱損傷や神経損傷などを伴う裂創はそれほど多くないからだ。また，骨折にしても神経断裂にしても緊急性はなく，受傷数日後でも十分に治療できるし，治療が遅れた

からといって治療成績が悪くなるわけでもない。手指の損傷で本当に緊急性があるのは，切断指の再接着のみであり，それ以外については待機手術が可能である。

したがって，指の循環さえ悪くなければ，骨折があろうと神経損傷が疑われようと，とりあえず表面のみ縫合し，骨折があればシーネを当て，翌日専門医に紹介すればいいことになる。

また，手や手指では関節部に皺ができるため，これが縫合の目印になる。この目印を先に縫合してしまえば，あとは皮膚が内反しないように注意して縫合すれば，初心者でもかなりきれいに縫合できるはずである。

止血法

もっともよく行われている止血法といえば圧迫止血である。通常は出血部位にガーゼなどを当てて圧迫するが，このときに重要なのは強く圧迫しない，ということである。一般的には強い力で圧迫すれば止血できるように考えられているが，実は出血部位を「血が出てこない程度の弱い圧力」で抑えておくと，速やかに止血が得られることが多く，逆に，強く圧迫するとなかなか止血が得られなかったり，圧迫をやめると再出血することが多い。つまり，もっとも効果的な圧迫止血とは，患肢挙上と軽い圧迫の併用なのである。

これは外傷の止血だけでなく，血管留置カテーテル抜去時の圧迫や，動脈穿刺後の圧迫止血についても同様であり，いずれの場合も

血腫を作らない程度の圧力での圧迫がもっとも止血に効果があるようだ。

　なぜこのようになるのかというと，憶測の域を出ないが，
〔強く圧迫〕→〔血管内腔がつぶれる〕→〔出血部位（血管破綻部位）に血液が行かない〕→〔出血部位に血栓ができない〕→〔圧迫を中止〕→〔再出血する〕
というメカニズムか，あるいは
〔圧迫で血管が変形するが血流はある〕→〔出血部位に血栓ができる〕→〔圧迫を中止〕→〔血管が元の形に戻る際に血栓がはがれる〕
といったメカニズムがあるため，強く圧迫しても止血しないのではないかと想像される。そのため，血管内腔がつぶれず，変形もしない程度の弱い圧力での圧迫が有効なのだろう。

局所麻酔

● 麻酔薬の選択

　通常，局所麻酔にはリドカイン（キシロカイン®）が使用されるが，それはキシロカイン®は他の局所麻酔薬に比べ，安全域が広く，鎮痛作用の効果発現が速いためである。ただ，キシロカイン®そのものは血管拡張薬でもあるため，これ単独で局所麻酔をするとそれまで血管攣縮で止まっていた出血が再び始まることがある。このため，出血を少なくする目的でエピネフリンを添加したキシロカイ

ン®が使われるが，指（趾）の根元での麻酔（後述）ではエピネフリンを含まないキシロカイン®を使用したほうがよい。

局所麻酔用キシロカイン®には0.5%，1.0%のものがあるが，局所麻酔の効果としてはほとんど差はなく，長大な裂創を縫合する際には0.5%のものを使用すべきだろう。

また，裂創の縫合に使用するキシロカイン®の量であるが，〔傷の長さ（cm）×1.0〜1.5〕ml程度，つまり長さ5cmの傷であれば5〜7mlあれば十分に麻酔できる。

● なるべく痛くない麻酔注射の工夫

「痛みをとる注射が痛かった」というジョークがあるが，患者の立場に立てば，注射の痛みはなるべく小さくなるように工夫すべきであろう。

局所麻酔の注射の痛みは主に次の2つであり，それぞれの原因を列記する。

①皮膚を刺す痛み
　　⇒針が太い
②局所麻酔薬が広がる痛み
　　⇒急速に薬剤の注入・薬剤の浸透圧が高い

逆に言えば，これさえわかっていれば「痛みの少ない麻酔注射」は可能になる。具体的な方法は次の通りである。
1）注射針はなるべく細いものを選択する（26G以下が望ましい）
2）傷があれば創面から刺し，皮膚を刺さない
3）なるべくゆっくり注射する
4）皮膚に針を刺すなら，麻酔が効いた部位を刺す
5）浸透圧格差の少ない麻酔薬を選択する

「傷があれば創面から注射する」ことがもっとも重要だ。皮膚には痛点があるが，創面には痛点がないからである。だから，皮膚でなく創面から注射するわけだ。

注射針の太さに関しては細ければ細いほど痛みは少なくなるが，逆に注入する際に力を入れる必要がある。シリンジを押す力は，注射針の直径の2乗に比例するから当然である。このため筆者は，麻酔薬が1ml以下の場合は「30G針付きの1mlシリンジ（インスリ

ン自己注射用の注射器)」を用い，3 ml 以上のシリンジの場合は 26 G の注射針で麻酔している。

局所麻酔薬の注入速度であるが，1 ml を 30 秒以上かけて注射すると痛みはほとんどないようである。

薬剤の浸透圧であるが，キシロカイン® とカルボカイン® では前者のほうが生体の浸透圧に近いと言われていて，実際に注射してみてもキシロカイン® のほうが痛くないようだ。

創面から注射してよい理由

教科書には「外傷で創面から注射すると，創面の細菌を深部に押し込めて感染を起こすので禁忌」と書かれているはずだ。このため，真面目な医者ほど「創面から注射」を恐れているのが現状だろう。しかし，創面から麻酔することは安全であり，むしろ創感染を防ぐ手段である。以下，この点を論証する。

まず，皮膚表面の細菌は皮膚常在菌（表皮ブドウ球菌）と通過菌であるが，後者は前者に比べ，はるかに少ない。したがって，創面に存在する細菌の大多数は皮膚常在菌である。一方，皮膚常在菌単独で創感染が起きないことは過去のあらゆる実験で証明されている。

以上から，通常の裂創，挫創では創面から注射をしても感染しないと論証される。

また，受診時，既に多数の細菌で汚染された創の場合でも創面から注射して，麻酔を完全に効かせてから十分な洗浄，デブリードマンを行うべきである。注射針が深部に押し込む細菌数は注射針の半径に比例するため，26 G 程度の針を使えば，細菌数はゼロに近づくからだ。

皮弁状になった部分の麻酔

人体は基本的に円柱であり，刃物はその円柱状の皮膚に対して斜めの角度で入ることが多いので，傷は flap 状を呈することが多い。この場合，flap 部分は脂肪組織内に確実に麻酔薬を入れることが重要だが，flap が薄い場合は難しいことが多く，うまく麻酔が効かないことがある。このような場合は，flap 基部を麻酔すれば確実に麻

酔できる（図）。

● 麻酔の痛みを知ろう

　医者が麻酔の痛みを知ることは，痛くない局所麻酔を考える原点である。その痛みを経験するのは簡単だ。自分で局所麻酔を打つことである。実際，筆者は自分で自分に局所麻酔をしたことがあるし，研修医たちにもお互いに注射し合うことを勧めている。そうすると，針が刺さるときの痛みも，薬剤が組織に拡がる痛みも経験できるはずだ。

　筆者の経験で言うと，30Gの針では刺入時の痛みはほとんどなく，24Gになるとかなり痛みが強く，自分のからだに刺せる限界はこの太さだった。注入速度による痛みの違いが非常に大きいことも身をもって体験している。

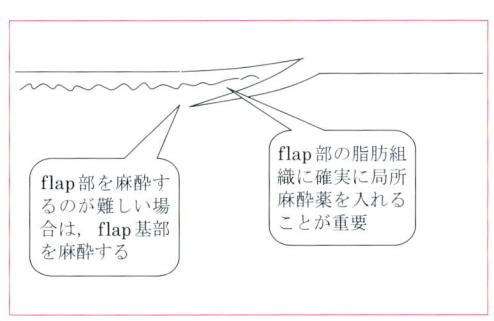

図 ● 刃が斜めに入った傷

縫合の練習

　一般には，持針器を使った縫合の練習はゲル状の皮膚モデルのキットですることが多いようだ。しかし，これで縫合がうまくできるようになった医者は古今東西，1人もいないと断言する。

　皮膚モデルと持針器を渡されて，さあ練習しろと言われても，縫合のコツや注意点，自分の縫合のどこがいけないのかがわからなければ，練習のしようがないからである。縫合は見て覚えるもの，見よう見まねで覚えるものだと考えている指導医も多いが，もちろん見てうまくなるなら苦労はいらない。

　一般に，裂創の縫合を研修医に教える場合には，裂傷患者が受診した際にいきなり持針器を持たせて縫合させるが（実際，筆者の研修医時代はそうだった），本物の患者を目の前にして緊張しているうえに，そこであれこれ注意されてもほとんど上の空である。まして，時々救急外来に出る程度では裂傷患者に遭遇する機会は少なく，そのとき注意点を教えてもらっても，それを次の縫合の機会まで記憶して修正することは，事実上不可能であろう。

　そこで筆者は創縫合の技術を2段階に分けて教えている。第一段階として実際の患者なしでも教えられる（覚えられる）ものをまず教え，ついで実際の患者を前にしなければ教えられない（覚えられない）ことを教えるという方法である。まず徹底的に前者を反復練習させ，その後，実際の患者で後者を教えるという段階を踏むが，すべての研修医が2日ほどできれいに創縫合できるようになり，1週間後には顔面裂創でも問題なく縫合できるようになっている。

　ここでは第一段階の練習法について図説する。これならどこにでもある材料で簡単かつ効果的に練習できる。それを反復練習することでほとんど手が自動的に動くようになり，実際の傷を前にしたと

きに自然に持針器で結節縫合することができる。あとは指導医が，皮膚や創縁の持ち方，針をかける位置，結節と結節の間隔などを教えるだけでよい。なお，この練習法については筆者が作成したDVD『新しい創傷治療　スキルアップ』（日経メディカル）に練習風景の動画を収録しているので，興味をお持ちの方はこちらも参照していただきたい。

以下，私が実際に研修医に指導している手順どおりに写真で説明する。

● 練習①　基本の動きを身につける

準備するもの：持針器，鑷子，針付き縫合糸，ガーゼ1枚，ガーゼを留める絆創膏。

ガーゼを板に絆創膏で貼り付け，ここにマジックで1本直線を書く。傷のつもりである。なぜガーゼで縫合練習するかというと，糸が抜けやすいからである。縫合に慣れていない医師の縫合の様子を見ていると，持針器に糸を巻きつけるところで糸が抜けてしまい，それが時間のロスになっていることが多い。それをなくすために，皮膚よりもさらに糸が抜けやすいガーゼで練習するわけだ。ガーゼでも糸が抜けないようになれば実際の傷で糸が抜けることはない。

なお，針付き縫合糸は高価だが，練習用の廉価な縫合糸や，手術室で開封されたが未使用の縫合糸，期限切れの縫合糸を利用するなど工夫してほしい。

以上の動作で重要な点は，次の3点である。
①糸を巻きつける際は持針器のみを動かし，左手は動かさない
②「持針器を中心部に置き，左手のほうに糸に沿って自然に」という原則を忘れない。縫合していて手の動きで迷ったらこの原則に戻る
③右手（持針器）と左手の位置は結節を作るたびに交代する

第1章 外傷治療の基本を学ぼう

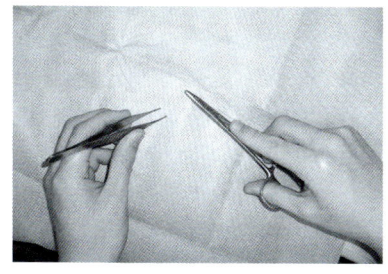

図1● 持針器は母指と環指で把持し,示指を伸ばして持針器背部に添える。鑷子の持ち方は図の通りである。

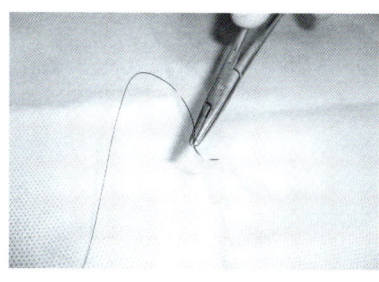

図2● 針は持針器の先端で把持する。針と糸の結合部が1mm程度持針器から出ているくらいがよい。

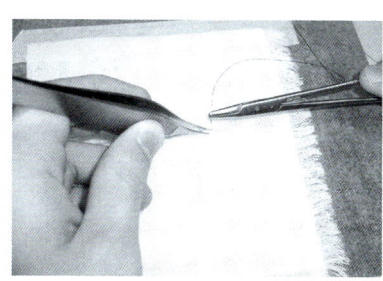

図3● 皮膚に見立てたガーゼに針を刺入する。この時,「針は垂直に入れて垂直に出す」ことを心がける。また,針刺入部と創縁までの距離を等間隔にするように注意する。

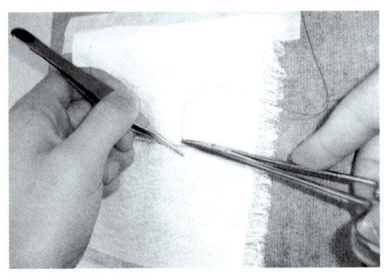

図4 ● 針が対側皮膚から出たら，針を鑷子で把持する。この時，写真のように「鑷子と皮膚が平行」になるように手首をひねると把持しやすい。また，鑷子は皮膚に強く押し当てて針先端が出てくるのを補助する。鑷子は針先端でなく，それより中央寄りをつかむようにする。

　その後，針を持っている持針器をはずして針先端をつかみ直して針を抜く。この時，針の弯曲に逆らわないような手首の動きを心がける。

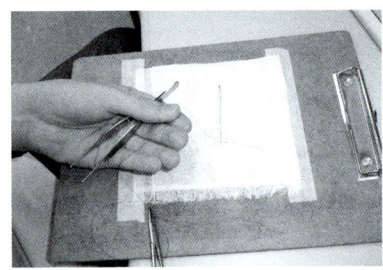

図5 ● 糸の端を左母指と示指でつまむ。糸の後端から15 cm弱くらいの位置をつまむと後の操作がしやすくなる。糸は手指掌側を通るようにし，針は小指より遠いところに置くと邪魔にならない。

　鑷子は下に置いてもよいが，実際の場では鑷子を置くスペースがないことも多いため，なるべく小指と環指で保持したほうがよい。

第1章 外傷治療の基本を学ぼう

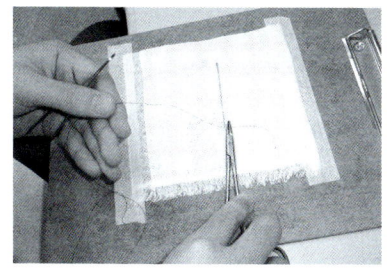

図6 ● 持針器を創直上に置く。

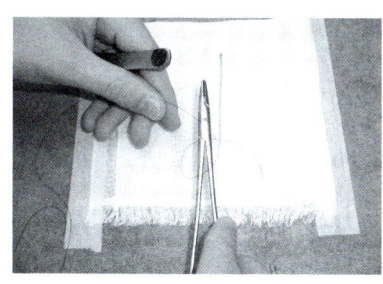

図7 ● 糸をたるませ，持針器を「左手のほうに糸に沿って自然に」動かして糸を2回巻きつける。この時，左手は決して動かさず，持針器のみを動かして糸を巻きつけることが重要である。糸を抜かないように細心の注意を払う。

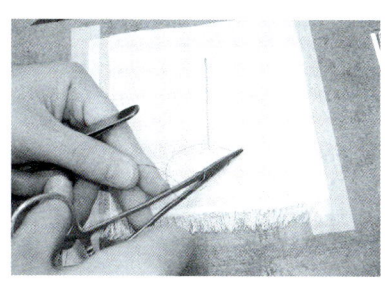

図8 ● 持針器で糸の後端をつかむ。糸のなるべく端をつかむのがコツである。

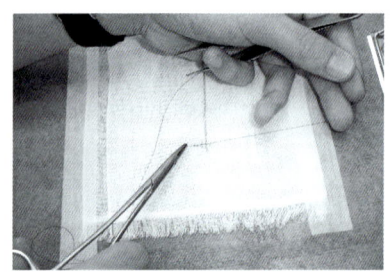

図9● 最初の結紮を作る。持針器と左手の位置はそれぞれの最初の位置（図8）と反対側にくる。このようにすると，しっかりと結紮することができる。

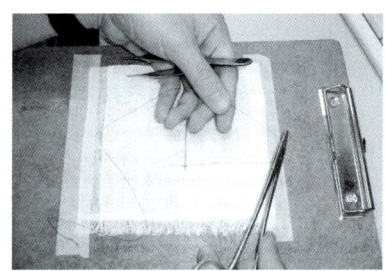

図10● 2度目の結紮動作に入る。左手の位置は図9のまま動かさない。左母指と示指の糸をつかむ位置はそのままで，糸をたるませて，再度「持針器を中心部に置き，左手のほうに糸に沿って自然に」動かし，持針器に糸を1回巻きつける。この時，1回目の結節に力が加わらないように軽やかで柔らかな動きを心がける。1回目の結節に力が加わると緩んでしまったり，皮膚が切れることがあるからである。

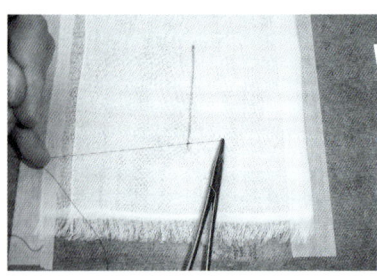

図11● 糸を巻きつけたら，持針器で糸の後端をつかみ2度目の結紮を作る。この時，両手の位置は一番最初の位置（図8）に戻っている。

第1章 外傷治療の基本を学ぼう

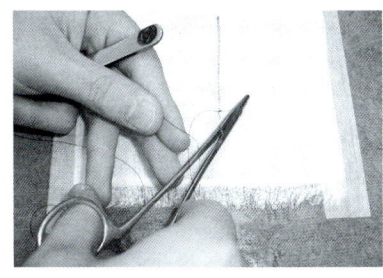

図12● さらに，左手の位置はそのままで，「持針器を中心部に置き，左手のほうに糸に沿って自然に」動かして1回糸を巻きつけ，糸の後端をつかむ。

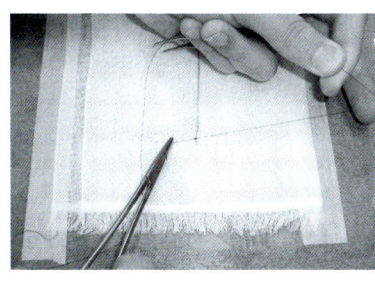

図13● 最後の3度目の結紮をする。両手の位置関係は1回目の結紮，すなわち図9と同じになり，しっかりとした結節になっている。これで完了である。

この動きが完全に身につくまで，何度も繰り返し反復練習をする。おそらく1時間も練習すれば，ほとんど無意識のうちに動くようになるはずである。

● **練習②　無駄な動きをなくす**

練習①の動きができるようになったら，次の段階に進む。ここでは，無駄な動きをなくしてすばやい縫合ができるようにすることが目的である。

慣れてくると，動かすのは持針器と左中指のみとなり，左手関節をほとんど動かさずに縫合できる。つまり，両手手関節の位置がほとんど動かなくなり，非常にコンパクトな動きとなり，縫合のスピードも上がってくるだろう。

最初の糸をつかむ位置（図5）は，術者の中指の長さでその最適位置が決まるため，何度も反復練習をしているうちに，最も操作しやすい長さがわかってくるはずである。

さらに縫合のスピードを上げようとするのであれば，糸の端を把

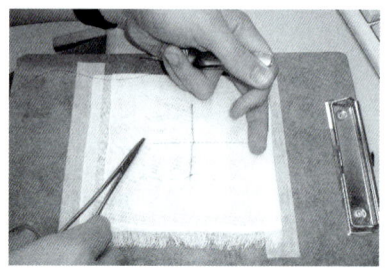

図14●1度目の結節を作るところまでは同じだが，この時，左中指，末節部背側に糸を引っ掛けて中指を伸ばして結紮する。左手全体を動かすのでなく，左中指のみを動かすわけである。これで動きはコンパクトになり，しかも結紮の際の微妙な力加減，閉め具合がコントロールできるようになる。

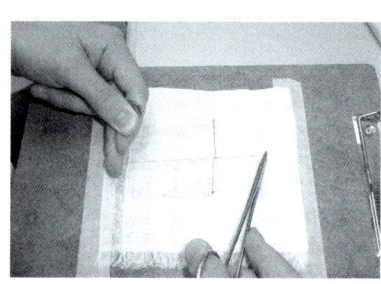

図15●2度目の結節を作っているところ。ここでは左中指指尖部掌側に糸を引っ掛けて結節を作る。

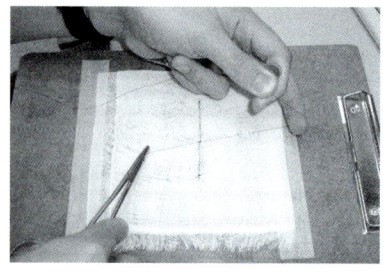

図16●3度目の結節を作っているところ。左中指末節部背側に糸を引っ掛けて結節を作っている。

持する際に持針器に左中指を添えるのも効果的である（図8）。こうすることにより，糸の端をつかむ際に持針器がぶれなくなり，確実に速くつかめるようになる。しかし，左中指の動きが複雑になるのが難点である。

また，慣れてきたら縫合に使用する手袋をはめて練習すべきである。素手と手袋をはめている状態では感触がまったく異なるからである。

さらに，より実践に近づけるために，ガーゼを貼り付けた板を垂直に立てかけてみたり，斜めにしてみたりと，さまざまな位置に置いて練習することも重要である。人体は基本的に円柱であり，創縁が水平であるよりはむしろ斜めや垂直だったりしていることが多いからである。

また，ガーゼを貼り付けた板を狭い場所に置いたり，障害物があるところに置いて練習するのも効果的である。手を動かす余裕がほとんどない場所で縫合を余儀なくされることがまれでないからである。

手早く縫合すべき理由

筆者は現在勤務している病院で研修医の外傷治療を指導していて，なかでも縫合手技についてはかなり力を入れて教えている。その際，繰り返し強調するのは手早く縫合できるようにすることである。それができるようになれば，きれいに縫合できるようにもなる。

つまり，手早く縫合することと，きれいに縫合することは同じなのである。

手早く縫合するコツについては既に説明したとおりであるが，なぜ手早く縫合しなければいけないのだろうか。もちろんその理由の一つは，患者が治療のために拘束される時間をなるべく短くすることだ。これは患者にとって直接的なメリットになる。また，救急外来で患者が多く，待ち時間が長くなっている時に，ノロノロと縫合する医者を見ているのはスタッフの精神衛生上もよくないし，何より患者にとって迷惑である。裂創は救急外来では非常に多い外傷である以上，その治療を手早く行えるように指導するのは当然である。

そしてさらに，手早い縫合を身につけることは医者にとっても大きなメリットとなる。「まわりの見る目」が違ってくるのだ。例えばあなたがはじめて赴任した病院の救急室で，目にも止まらぬスピードできれいに縫合したとしたらどうだろうか。恐らくそれだけで，救急室のスタッフの間では話題になるだろうし，若いのにすごい名手らしい，と一目置かれるようにもなる。その縫合法を教えてくれと，教えを乞う先輩医師だって現れるかもしれない。

楽器の演奏でも陸上競技でもスピードは力であり，速さとはそれだけで人を感動させるものである。これは創縫合においても同じだ。そして，スピードは美しい動きを生む。スピードを上げてゆく過程で無駄な動きがなくなり，その結果として合理的で美しい動きが得られるのだ。

医学において美やスピードを追求するのはおかしいとお考えの先生方も多いかもしれないが，少なくとも縫合においては美とスピードを求めることは患者（と医者自身）のメリットになるのである。

縫合糸の選択

● 縫合糸の選択

皮膚の縫合
・顔面⇒5-0か6-0のモノフィラメント非吸収糸
・手指⇒5-0のモノフィラメント非吸収糸
・それ以外の体幹や四肢⇒4-0のモノフィラメント非吸収糸
・吸収糸は発赤などを起こすため,皮膚縫合には使用しない

粘膜の縫合
・モノフィラメント,あるいは編み糸の吸収性縫合糸

真皮縫合
・5-0の非吸収性モノフィラメント縫合糸

筋膜縫合
・3-0か4-0の吸収性モノフィラメント,吸収性編み糸

● 縫合糸の種類

縫合糸にはさまざまな商品があるが,次の5つの分類のどれかに属していて,それぞれのグループで糸の性質は本質的に同一である。したがって,同一グループに属する縫合糸であればどれを選んでもほぼ同じである。

①非吸収性モノフィラメント(non-absorbable synthetic monofilament suture)
・ナイロン
・プロリンなど

②非吸収性編み糸(non-absorbable braided suture)
・絹糸

・ニューロロンなど
③吸収性モノフィラメント（absorbable synthetic monofilament suture）
　・PDS
　・マクソン
　・バイオシンなど
④吸収性編み糸（absorbable synthetic braided suture）
　・デキソン
　・バイクリルなど
⑤超早期吸収糸
　・ラピッド・バイクリル
　・モノクリルなど

　編み糸はしめ縄のように複数の繊維がより合わさっているために，結紮した場合に摩擦係数が大きく結節がほどけにくい（＝結節保持力が高い）が，内部に空間を含むためにここに細菌が入ると排除されにくく縫合糸膿瘍を作りやすい。一方，モノフィラメントは1本の繊維でできているために縫合糸膿瘍を作りにくいが，摩擦係数が小さい（＝結節保持力が低い）ために結節がほどけやすい。

　吸収糸は生体内で加水分解を受けて吸収されるが，完全吸収されるまでに2～3ヵ月かかる。このため，吸収糸で皮膚を縫合しても糸の自然脱落までに1ヵ月以上かかることは記憶に留めておいたほうがいいだろう。つまり，「吸収糸だから抜糸しなくていい」というわけではないのである。また，多くの吸収糸で糸の抗張力は1週間で半分ほどに減弱しているというデータもあり（もちろん，太い糸ほど減弱の度合いが小さい），吸収されるまで固定材料として働いているわけではない。

　一方，非吸収糸は吸収されることがなく，ずっと体内にとどまっている。このため，絹糸のような非吸収性編み糸は，術後，数年以上を経た後でも縫合糸膿瘍を作ることがまれでない。つまり，生涯にわたって感染源となる危険性を持っていることを考慮しつつ，それでもその非吸収性編み糸でなければいけないという必然性がある場合に限定して使用すべきだろう。

　超早期吸収糸は2週間程度で自然に脱落するため，この糸で小児

の裂創を縫合すると抜糸しなくてよいという利点を持つ。しかし，縫合部の発赤（恐らく，吸収される過程で炎症反応が起きているためだろう）が強いため，露出部では注意が必要だ。また，抗張力は早期に減弱するため，強い緊張がかかる部位の縫合には使うべきではない。

　ちなみに，その縫合糸がモノフィラメントなのか編み糸なのか，吸収糸なのか非吸収糸なのかは，縫合糸のパッケージに明記されている。

縫合の手袋は未滅菌でよい

　救急外来での創縫合に用いる手袋は，滅菌手袋である必要はない。未滅菌・ディスポーザブルの手袋で十分である。なぜかというと，すでに数年前から「創縫合などで滅菌手袋と未滅菌手袋では感染率に差がない」というデータが出ているからである[1,2]。

　また，局所麻酔などの注射の前の皮膚消毒も不要である。「糖尿病患者のインスリン自己注射では衣服の上から注射することは安全である」というデータが出ているからだ[3]。これは皮膚を消毒してインスリン注射した場合と，消毒なしに衣服の上から針を刺しても感染率に違いがない，という臨床実験の結果であるが，研究対象が健康人でなく易感染性状態にある糖尿病患者である点に注目してほしい。易感染性状態でも消毒なしに注射して感染しないのであれば，健康人ではさらに感染を起こしにくいはずである。

このような理由から，通常の裂創の縫合では，手袋は未滅菌のディスポーザブルのものでよいし，局所麻酔前の皮膚消毒も不要である。
　ちなみに，日本ではいまだに「清潔 Sterilize」と「不潔 Contaminated」の二元論で感染対策を論じる論調を目にするが，これは世界的には時代遅れである。「清潔」と「不潔」の間に「準汚染（準清潔）Clean」という段階をおいて感染対策を考えるのが，世界の常識だからだ。要するに，無菌の場では「清潔」なものを使い，常在菌が存在する場では「準清潔」なものでよい，とする考え方である。この意味で，皮膚と皮膚にできた傷は常在菌が必然的に存在するため，滅菌手袋で縫合する意味はない。滅菌手袋を使うべきは，細菌がまったく存在しない無菌野だけである。

参考文献
1) Perelman VS, et al：Sterile versus nonsterile gloves for repair of uncomplicated lacerations in the emergency department：a randomized controlled trial. Ann Emerg Med 43：362－370, 2004
2) Giglio JA, et al：The use of sterile versus nonsterile gloves during out－patient exodontia. Quintessence Int 26：533, 1995
3) Fleming DR, et al：The safety of injecting insulin through clothing. Diabetes Care 20：244－247, 1997

筋膜は縫合するが筋肉と脂肪は縫合しない

● 筋肉損傷,断裂がある場合の処置

　原則的に,外傷では筋肉そのものと脂肪組織は縫合しないと考えてよい。縫合すべきは筋膜であり,筋肉や脂肪を縫合しても組織がちぎれてしまうからだ。筋肉の断裂がある場合には筋膜をしっかりと縫合し(糸はモノフィラメントあるいは編み糸の吸収糸でよい),可能であれば筋肉断面に解放性ドレーンを留置し,さらに筋肉断面同士が近接するようにシーネ固定をすれば完璧だろう。筋肉は血流が非常に豊富な組織であるため,比較的早期に癒合が得られる。

　とはいってもこれは理想であり,実際には難しい場合が多いのが現実だろう。筋断裂を伴う裂創は深くて出血も多いし,筋肉も収縮しているため,よほど慣れていないと軟部組織を同定すること自体が難しいからだ。また,仮に筋肉がわかったとしても,どこが筋膜なのかが判断できるようになるには,かなりの経験が必要である。一般的には,「筋肉表面にあって白っぽく,ピンセットで強くつまんで引っ張ってもちぎれない組織が筋膜」であるが,実際の場で専門医に教えてもらうのが最も確実である。

　したがって,このような症例に不慣れな場合は,皮膚表面のみを縫合して専門医にその後の治療を委ねるのがベストな選択である。

● 脂肪や筋を縫合しない理由

　なぜ脂肪や筋肉を縫合するとちぎれてしまうのか。それは,解剖学的な特性による。

　まず筋肉であるが,これは収縮する方向に筋線維が並んでいる。このため,筋肉を横断するような筋断裂で断面同士を縫合しようと

しても糸がかからないため，縫合固定ができない。筋線維の走行に平行な筋断裂の場合でも，縫合糸で筋線維が切れてしまう。このように，筋体を縫合しようとしても縫合そのものができないのだ。

ましてや，脂肪組織は筋肉よりさらに脆弱な組織であり，結紮に耐える強度はない。そのため，縫合糸で脂肪層断面を縫合できたとしても，そこに力が加われば縫合糸は切れずに糸のかかった脂肪組織のほうが切れてしまう。

これが「筋肉や脂肪層を縫合しない」という理由であるが，これらを縫合しないのは術後創感染を防ぐ意味もある。「縫合糸でちぎれてしまった筋肉（脂肪）」の部分に血腫ができ，ここが感染源になってしまうからだ。つまり，「死腔を作らないための脂肪縫合」が，逆に創感染を起こす原因になっているのである。

この点，筋膜はかなり強靭な組織であり，縫合固定に耐える強度を持っている。これが，「筋膜は縫合し，筋肉や脂肪は縫合しない」理由である。とはいっても，筋膜の強度以上の力が縫合部にかかれば筋膜がちぎれてしまうから，動きの大きな関節にかかる筋断裂の際は，シーネ固定かギプス固定を併用すべきだろう。

● 厚い脂肪層の断裂をどうするか

下腹部などの厚い脂肪層が断裂している場合，どうしたらいいのだろうか。この場合は，吸引式の閉鎖ドレーン留置が最も効果的である。つまり吸引で陰圧にして死腔ができないようにするわけである。入院治療が前提となり外来での通院は難しいのが欠点だが，現時点ではもっとも有効な手段であると考えられる。

ただし，四肢のように脂肪層が厚くない場合は，開放式ドレーンと創部の圧迫でも十分なことが多い。

マットレス縫合

　マットレス縫合は**図1**のような縫合法である。皮下の深い部分と皮膚の浅い部分を同時に1本の糸で簡便に縫合できるため，深い傷ではよく使われている。だが実際には，**図2**のように皮膚に出ている部分が強く締め付けられるため，この部分の皮膚が壊死し，結局，**図3**のような「ムカデの足」状の跡を残すという欠点がある。このため，顔面などの露出部ではマットレス縫合はすべきではないし，非露出部であっても安易に使用すべきではない。

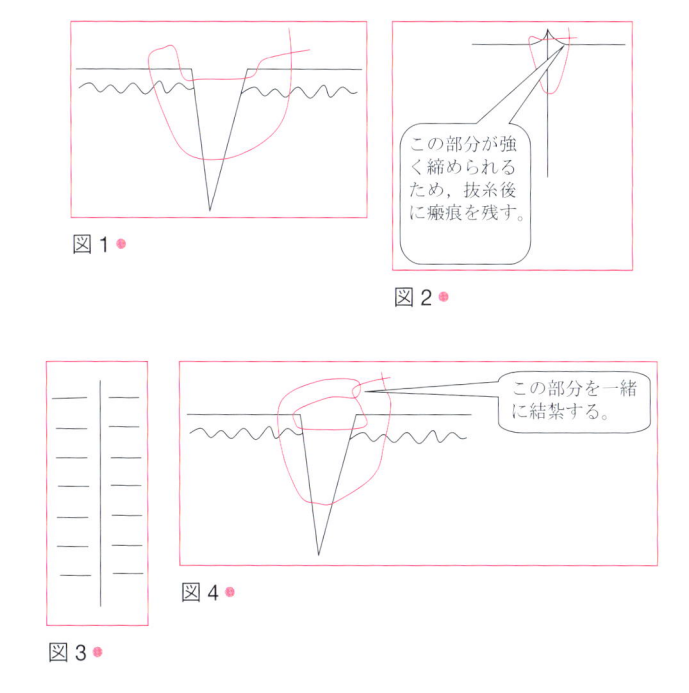

図1

この部分が強く締められるため，抜糸後に瘢痕を残す。

図2

この部分を一緒に結紮する。

図4

図3

もちろん，積極的にマットレス縫合を用いたほうがよい場面もある。例えば手背や足背などの部位では創縁が内反しやすいため，それを防ぐためにはマットレス縫合は非常に有用である。また手掌は瘢痕が残りにくいためマットレス縫合を行っても問題はない。

　また，マットレス縫合では糸が皮膚に強く食い込むため，抜糸が難しかったり抜糸の際に痛みを与えることがある。これを防ぐために，図4のような工夫もある。この方法では，皮膚表面に見えている糸のどれを切っても必ず抜糸できるのが利点であり，さらに創縁の外反を防ぐ効果もある。手技的には多少煩雑であるが，取り入れてよい手技であろう。

スキンステープラーの問題点

　スキンステープラーは簡単に皮膚縫合ができるため広く使われているが，いくつかの問題点がある。痛みがある点と，創縁が内反しやすい点，そして縫合糸痕（suture mark）が目立つ点である。

　痛みについては多くの患者が訴えていて，特に後頭部をステープラーで縫合されると仰向けに眠れないことになる。また，ステープラーで縫合した部位を打撲して出血することもよく見られる。ステープラーを抜去する際に痛みがあることも問題である。

　創縁の内反は皮弁状になっている創の場合によく見られる。このような場合，見かけ上はきれいに縫合できているように見えても，ステープラー抜去と同時に創が開くことになる。

縫合糸痕の問題は，ステープラーが創縁を強く挟んでしまい，その強さを調節できないことが原因である。この縫合糸痕は長期間残り醜形を呈するので，顔面などの露出部では絶対にステープラー縫合をすべきではない。

では，どういう状況ではステープラー縫合が許されるだろうか。非露出部で打撲などの危険がない部位の創，皮弁状でない創，緊急に縫合を終えなければいけない事情がある場合，縫合の経験がないのに縫合せざるを得ない状況に置かれた場合などであろう。

ちなみに，ステープラーがどれほど痛いかは簡単に経験することができる。自分の大腿部を局所麻酔してステープラーを刺してみればよい（筆者は経験済みである）。そうすれば，ステープラーを患者に使うことがいかに残酷か，いかに痛くて不快なものか，すぐに体験できるだろう。

縫合後のドレッシング・テーピング

創縫合が終わったらドレッシング（縫合創の被覆）となるが，その基本的な考え方は次のようになる。

創縁がきれいに縫合されていて浸出液もない場合は，ガーゼ（皮膚は無菌ではないので滅菌ガーゼである必要はない）で覆ってよいし，患者が気にしなければ，まったく覆わずに露出させていても構わない。要するに，このような傷ではドレッシング自体が不要である。また頭皮内や眉毛内の縫合創は，出血がなければドレッシング

は不要である。

　浸出液や出血が多い場合は，紙おむつで創を直接覆う．ガーゼより紙おむつのほうが吸収力が高いためにドレッシングを薄くできるという利点があるからだ．また，繰り返しになるが，この場合の紙おむつは滅菌する必要はない．

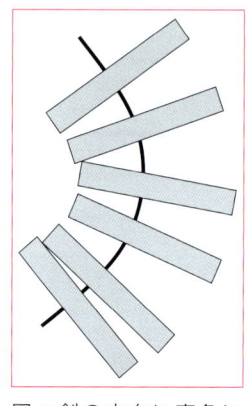

図●創の方向に直角に貼付する

　創縁の皮膚が挫滅されている場合には，挫滅部の治療も兼ねてアルギン酸塩被覆材（カルトスタット®，ソーブサン®など）を貼付してフィルム材（テガダーム®，オプサイト®など）で密封する．
　縫合創縁に緊張がかかっている場合や関節運動部にかかる場合は，創縁の緊張を緩和するためにテーピングを行う．通常は滅菌済みテープ（ステリストリップ®など）が使われているが，これも滅菌テープである必要はなく，普通のテープで十分である．創の観察が必要な場合は透明なフィルム材でテーピングすると便利である．テープは「創の方向に直角」に貼付し，1日1回は張り替える（図）．

創傷被覆材

　擦過創や皮膚軟部組織欠損に抜群の治療効果を発揮する治療材料，それが創傷被覆材である。これらは 1980 年代初めから日本でも市販されるようになったが，当初は褥瘡治療用として宣伝・発売されたために，褥瘡治療に使う物，褥瘡治療以外には使ってはいけない治療材料という誤解が広まってしまい，擦過創などの治療への応用が遅れたが，21 世紀に入った頃から次第に一般外傷への使用が広まってきた。

　創傷被覆材がなぜ擦過創などに治療効果を持つかといえば，それは創面の乾燥を防ぎ，創を湿潤に保つからである。このため，創面では欠損している組織や細胞の再生が急速に起こり，創の上皮化が得られるのだ。

　ここでは，皮膚損傷，皮膚軟部組織欠損に筆者が使っている創傷被覆材を中心に，その種類，使い方，使用上の注意について述べることにする。

● 創傷被覆材の種類

1）ポリウレタンフィルム（テガダーム®，オプサイト® など）

　接着剤付きの透明フィルムである。非常に浅い擦過創などではこれを貼付するだけで治癒（＝上皮化）が得られるが，あくまでも創が浅い場合のみである。この材料の長所は透明であるために創面が常に観察できること，逆に短所は水分吸収能がないため，浸出液に対して対応できない点である。このため，浸出液が出ている創面をこのフィルム材で覆うとすぐに剝がれたり，あるいは過剰な浸出液のために皮膚炎が起きるなどのトラブルが考えられる。

　これらの理由から，現在ではフィルム材はアルギン酸塩被覆材の

表面を覆ったりするなど，補助的な役割で使われることが多い。

2）ハイドロコロイド被覆材（デュオアクティブ®など）

　特徴としては，創面に接する面が浸出液で次第に溶けてゲル状になること（このため創面に固着しない），それ自身が接着力を持っていること，非常に柔軟であること，防水性に優れていること，薄い物は半透明のために顔面に貼付してもほとんど目立たないことなどである。製品には厚い物と薄い物があり，厚い物は融解しにくく，薄い物は融解しやすい。

　このため，水仕事をしなければいけない人（例：主婦，調理人など）の指外傷にこれを使用するとそのまま仕事が続けられるし，顔面などの露出部の擦過創にこれを使うと，貼っていることにほとんど気づかれないという長所がある。

　しかし，浸出液を吸収する能力は低いため，ちょっと深い創ではすぐに融解してしまうので頻回に張り替える必要があり，煩雑である。この場合は，厚いハイドロコロイドにするか，あるいは後述のポリウレタンフォームを選択する。

　顔面の擦過創の場合は外見を優先して薄いハイドロコロイドを使用し，その代わりに頻回（1日に2〜3回程度）に交換するのは，患者の社会生活上，非常に有用である。

　柔軟性が十分に発揮されるのは，顔面や指尖部のように複雑な形状をしている部分の被覆であり，この点で他の被覆材を凌駕している。

3）ポリウレタンフォーム被覆材（ハイドロサイト®）

　厚さ7mmくらいのスポンジのような外見をしている被覆材である。外側は水や空気を通さない疎水性のフィルム，内側は創（肉芽）に固着しない微細構造を持つフィルム，そしてその中間が吸水能力に富む3層構造をしている。

　これは浸出液で融解しないため，深い皮膚軟部組織欠損創の被覆に最適である。また，厚みがあるためクッション効果もあり，力仕事をする患者の指尖部損傷や爪甲剥離創に効果的である。また，吸収能力が高いため，多少の感染創であっても安全に使用できる。

　逆に，厚みがあるために柔軟性に欠け，顔面などの複雑な形状の部分に使いにくく，指の広い皮膚欠損創に使用すると，ドレッシン

グが厚くなって指が使いにくくなる。

　また，吸水層を疎水性フィルムが覆っている構造をしているため，ドレーンをこれで覆うと血液が凝固することがなく，かなりの量の血液を吸収できるため，高いドレナージ効果を発揮する。

4）アルギン酸塩被覆材（カルトスタット®，ソーブサン®など）

　昆布の一種から抽出されたアルギン酸塩を不織布にした物。これも浸出液のある創面でゲル化するため，創面に固着することはない。また，自重の10〜20倍の水分を吸収できるため，浸出液の多い創にも使用できる。また，きわめて強力な止血作用を持っていて，出血している創（特に受傷直後の指尖部損傷）の止血にも有用である。

　擦過創にしても挫創にしても，初診時には多少なりとも出血を伴うため，顔面擦過創でも指尖部損傷でも，まず初診時はアルギン酸塩被覆材を貼付して出血を止め，翌日から他の被覆材に変更することが多い。

　また，アルギン酸塩被覆材で創面を覆う際には，乾燥による創面への固着を防ぐために必ずフィルム材で密封する。

　アルギン酸塩被覆材は強力な止血作用を有するが，これは創面でカルシウムイオンを放出して速やかな血小板凝集が起こるためとされている。逆に言えば，この被覆材を止血に使うためには，確実に出血部位に被覆材を接触させる必要がある。

● 創傷被覆材の使い分け

　顔面や四肢，その他の部位の擦過創，指尖部損傷で受傷直後の場合は，とりあえず全例アルギン酸塩被覆材で被覆する。ほとんどの場合で出血を伴っているし，出血がなくても浸出液の量が予測できないからである。だから，高い浸出液吸収能を持つアルギン酸塩被覆材を使用するわけである。したがって「皮膚欠損創では初診時はアルギン酸塩被覆材で被覆」とするのがもっともトラブルが少ない。

　顔面の皮膚欠損創で2日目以降は薄いハイドロコロイドが最適である。柔軟で目立たないからである。もちろん，損傷が深ければ薄いハイドロコロイドは短時間で融解してしまうが，融解すれば頻回に取り替えればいいだけのことだし，深い挫創でも融解のスピードは数日で目立って遅くなる。

2日目以降の指尖部損傷では，患者が水仕事をするか，しなくてもいいかで使い分ける。水仕事をしなければいけない患者では薄いハイドロコロイド，水仕事の必要がない患者ならポリウレタンフォームを貼付する。

その他の部位の皮膚欠損創では，浅い創ではハイドロコロイド，深い創ではポリウレタンフォームという使い分けでいいだろう。

● 創傷被覆材の交換頻度

筆者は基本的に，最低でも1日1回は被覆材を交換するようにしている。そのため，被覆材を患者に渡し，自宅で交換してもらうように説明している。これが，治療に伴う合併症，危険性を最小にするからである。

もちろん，被覆材の使用説明書には「1週間貼りっぱなしでも良い」と書かれていると思うが，これはあくまでも寝たきりの患者の場合である。普通に社会生活している患者で被覆材を貼りっぱなしにすると，ほぼ確実に汗疹などの皮膚のトラブルを起こしてしまう。これは別項でも説明したように，皮膚という器官は基本的に排泄器官であって，空気中に露出している状態がもっとも自然だ，という理由による。つまり，傷の治療のためには創面は密封したほうがいいが，創周囲の皮膚を密封状態に置くと皮膚は機能不全に陥ってしまい，皮膚のかぶれ，汗疹などが発生してしまう。

それを避けるためにも，1日1回くらいは被覆材やフィルム材を剥がし，皮膚を覆っている浸出液や垢を洗い落とし，皮膚に一息ついてもらうわけである。

● 創傷被覆材の使用上の注意点

治療をしているとさまざまな合併症やトラブルに見舞われるものである。これは湿潤治療においても例外ではない。ここで重要なことは，発生したトラブルが治療材料によるものか，治療原理によるものか，それらとは無関係に普遍的に起こるものかを区別することだろう。筆者なりにそれを分けてみると次のようになる。

1) 治療材料（創傷被覆材）そのものによるトラブル
　　・接触性皮膚炎

・汗疹
　2）治療原理によるトラブル
　　・膿痂疹
　　・擦過創や熱傷での創感染
　　・創周囲の皮膚の過湿潤
　3）他の治療法でも発生するトラブル
　　・動物咬傷での感染
　　・感染源を見逃したことによる感染

接触性皮膚炎
　これは治療材料である創傷被覆材に対するアレルギー反応であり，特にハイドロコロイドで治療をしている乳幼児に多く見られるようだ。この場合は，皮膚炎の部分にステロイド軟膏を塗布し，ポリウレタンフォームに替えることで軽快する。
汗疹
　これも乳幼児に多く，密封型の被覆材（ポリウレタンフィルム，ハイドロコロイド）で治療している際に起こりやすい。汗疹は元々乳児に起こりやすいが，発生メカニズムはそれと同じと思われる。
膿痂疹
　これもポリウレタンフォームやハイドロコロイドで治療をしている時に起きやすいが，他の被覆材を使用していても発生する。この場合は，創感染（創周囲の蜂窩織炎）が先行し，次いで全身のさまざまな部位で膿痂疹を発生するようだ。また，乳幼児に限らず，さまざまな年齢層でも見られる（もちろん，乳幼児に多いが）。
　感染源としてよく見られるのが，水疱の残存，そして，肉芽面を覆うゼリー状の膜である。後者は恐らく，浸出液や感染からの分泌物，死んだ白血球などと思われるが，この膜の下に浸出液がたまると絶好の細菌の培地になり，蜂窩織炎に波及するのだろう。
　この場合は，シャワーで膿痂疹の部分をよく洗いながら潰し，そのあと，ゼリー状の膜をピンセットなどで可及的に除去し，創面はハイドロサイトで被覆する。また，抗生剤の点滴か内服投与は絶対に必要であるが，創面への抗菌剤軟膏や消毒薬含有軟膏の塗布は効果がない。

擦過創や熱傷での創感染や敗血症

　これらは湿潤治療をしている際，もっとも重篤な合併症である。この場合の感染源（細菌の繁殖場）は上述のように，水疱膜の残存と肉芽面を覆うゼリー状の膜であり，これらができたら頻繁に除去するようにすることが創感染の発生を予防する唯一の手段であるようだ（もちろんこれはあくまでも私見であり，将来さらに良い方法が発見される可能性もある）。

　また，これらが発生したら，直ちに上述の感染源を除去すると同時に，ブロードスペクトラムの抗生剤の点滴投与を行う。

　これらの合併症の発生を防ぐためには，吸収力が高く，広範な熱傷に使える安価な創傷被覆材の開発が必要であろう。現時点でも吸収力の高い被覆材はあるが（ポリウレタンフォーム，アルギン酸塩，ハイドロファイバー），熱傷治療が保険病名にないという問題がある。

創周囲の皮膚の過湿潤

　従来から，湿潤治療に対しては「皮膚の浸軟」の危険性が指摘されてきたが，これは心配する必要はない。確かに創の閉鎖を行っていると創周囲の皮膚表面が白っぽくなり，その部分が浮いてくるのは事実であるが，これは単に角化層表面が浮いているだけのことで，その下の表皮に損傷が及ぶことはない。もちろん，無理にこの浸出液で覆われた状態を何週間も続ければ，やがて角化層全層が損傷を受けるだろうが，そうなるまでまったく手を打たないというのは，常識的にありえないことだろう。

　したがって，皮膚の浸軟を心配することはないが，皮膚は本来，空中に露出している状態がもっとも自然であり，浸出液が覆っているのは好ましい状態ではない。1日に1回は被覆材を剝がして皮膚表面の浸出液を洗い流して皮膚のトラブルを防ぐべきだろう。

動物咬傷での感染

　動物咬傷，特に牙が皮膚深く入った傷を密封したり縫合することは，その時点で非常識である。「動物咬傷の治療」の項（52頁）を参照していただきたいが，このような創はその時点で既に，感染起炎菌と感染源という感染が成立する条件を満たしており，そのまま創を閉鎖腔にすれば感染が起こるのは当然である。

感染源を見逃したことによる感染

これも上述の動物咬傷と同じであり，起こるべくして起こった感染である。

● 穴あきポリ袋と紙おむつで

創傷被覆材は皮膚損傷，皮膚軟部組織欠損にはきわめて有用な治療材料だが，保険診療で使いにくい面があることも事実である。
①皮膚欠損創，褥瘡の病名がないと保険請求できない
②上記の病名があっても連続2週間しか使えない
③10×10 cm のもので 1,000～1,500 円前後と高価である
④使用枚数が多い場合，査定されることが多い
⑤熱傷に使用できるのはデュオアクティブ ET のみであり，他は使えない

これらのことから，褥瘡のような慢性潰瘍，ちょっと広い熱傷や擦過創，治癒に2週間以上かかる皮膚軟部組織欠損には創傷被覆材は事実上使えないことになる。しかしだからといって治療を放棄するわけにもいかないし，昔ながらの「痛みが強く，なかなか治らない」治療に後戻りするのも医療倫理上許されないだろう。

だが，アイデア次第でこの難問は簡単に解決できる。理論的に考えれば，皮膚・皮膚軟部組織欠損の治療に使える治療材料が備えているべき性質は，次の3点のみだからだ。

1）創面に固着しないこと。創面を損傷しないこと
2）創面を乾燥させないこと
3）浸出液吸収能があること

この3点を満たす物であれば，創傷被覆材と同等の治療効果が得られるはずである。それがここで紹介する〔台所三角コーナー用穴あきポリ袋〕と〔紙おむつ〕を併用する方法である。以下，作り方を紹介する。

穴あきポリ袋はどんなものでもよい（**図1**）。ただし最近，台所三角コーナー用の袋にはポリ袋ではなく紙製やメッシュの袋が増えているが，治療用には穴あきのポリ袋のものがよい。なお，穴はあまり小さくないものがよいようだ。紙おむつは，平おむつタイプのものがよく，さらに，切っても吸収体（ポリマー）がこぼれ落ちてこ

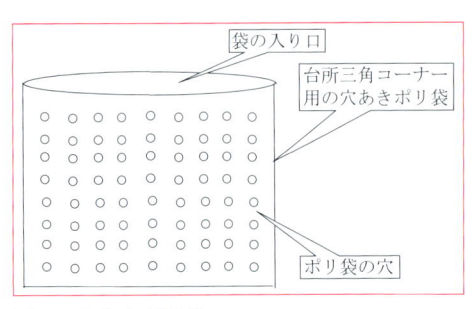

図1 ● 穴あきポリ袋

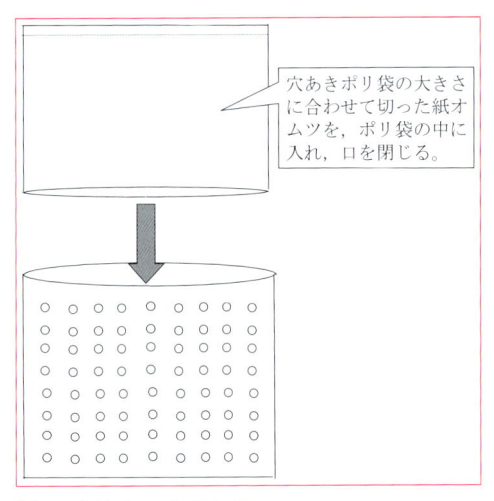

（図中ラベル：袋の入り口／台所三角コーナー用の穴あきポリ袋／ポリ袋の穴）

図2 ● 紙おむつを入れる

（図中ラベル：穴あきポリ袋の大きさに合わせて切った紙オムツを，ポリ袋の中に入れ，口を閉じる。）

ないものを選んだほうがよい。

　ポリ袋の大きさに合わせて紙おむつを切り（通常サイズのものなら三等分すればちょうどよい大きさになる），袋の中におむつを入れて口を閉じるだけである（**図2**）。この時，紙おむつが袋の中でずれないように，袋の口の一方の端と紙おむつ背面フィルムを絆創膏固定すると便利である。

　そして，創面に紙おむつ吸収面を当て，絆創膏固定する（**図3**）。過剰な浸出液はポリ袋の穴を通って紙おむつに吸収されるために創

第1章 外傷治療の基本を学ぼう

```
                        穴あきポリ袋
                        紙おむつ背面
                        フィルム（水
                        を通さない）
  この面を創に直接当てる。  紙おむつ吸収面
  浸出液はポリ袋の穴を通っ
  て紙おむつの給水層に吸収
  されるが，紙おむつ背面のフ
  ィルムのため層が乾燥する
  ことはない。
  膿汁も一緒に吸収される。
```

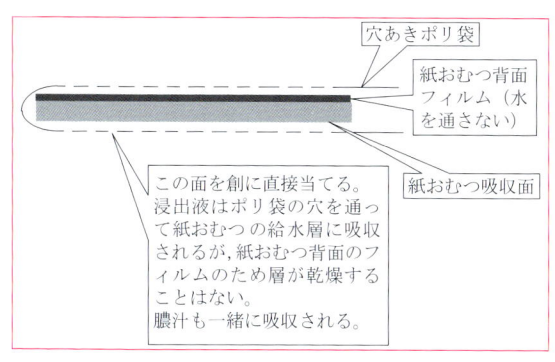

図3 ● 「穴あきポリ袋＋紙おむつ」のしくみ

周囲の皮膚が過湿潤になることもなく，創面とポリ袋が固着することもない。また，紙おむつの疎水性背面フィルムのために浸出液を吸収しても創面が乾燥することもない。さらに，吸収力が強いため，黄色期褥瘡のような感染創にもかなり安全に使用することができ，これで感染が悪化することはほとんどない。

現在，筆者らのグループではこれを褥瘡，熱傷創，手術後の離開創・感染創に積極的に使用しているが，きわめて有用であり，工夫次第ではさらに応用範囲が広まるのではないかと考えている。

● プラスモイスト™V

創傷被覆材は2週間以上使えない，広い面積の皮膚軟部組織損傷に使えない，などの短所があることは既に説明した通りである。そこで筆者は（株）瑞光メディカルと協同で治療材料の開発を行った。それがプラスモイスト™Vであり，2007年4月より正式販売となる（図4）。「手術用被覆・保護材」または「熱傷被覆・保護材」の一般医療機器である。

プラスモイスト™Vの特徴をまとめると次のようになる。
・創面に固着しない
・浸出液の吸収能力がある
・創面を乾燥させない
・薄くて柔軟

現時点では未滅菌のもののみの販売であるため，「創面を覆うガー

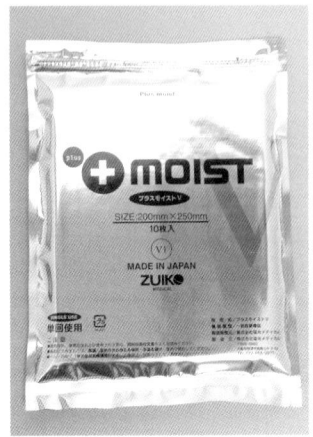

図4 ● プラスモイスト™ V

ゼの上に使用して浸出液のコントロールをする材料」という位置づけであるが，もちろん，医師の裁量の下に創面に使うことは可能である。

現在，熱傷，擦過創，挫滅創，指尖部損傷，深い皮膚軟部組織欠損，褥瘡，術後離開創，水疱症，術後創のドレッシングなどに使用しているが，従来の創傷被覆材と同等の治療効果があることを確かめている。恐らく，アトピー性皮膚炎，接触性皮膚炎，帯状疱疹などの水疱形成性疾患のドレッシングとしても有用であろうと予想され，工夫次第では応用範囲はさらに広がるものと思われる。

また，滅菌タイプも近日中に販売の予定である。

問い合わせ先：(株)瑞光メディカル (Tel：072-653-8877, FAX：072-653-8876, E メール：plus_moist@zuiko.co.jp)

擦過創・挫創の治療

 単純な擦過創で創面が異物などで汚染されていない場合には，創周囲の皮膚の汚れを拭き取り，アルギン酸塩被覆材（カルトスタット®やソーブサン®）で創面を被覆して接着剤付きフィルム材で密封するだけでよい。多少の出血があってもこれだけで止血が得られるため，特に止血する必要はない。抗生剤や鎮痛剤は通常不要である。
 翌日は必ず診察し，フィルムとアルギン酸塩被覆材を剥がして創周囲の皮膚の汚れを洗い流し（水道水で直接洗ってよい），ハイドロコロイドかポリウレタンフォームドレッシングで創面を被覆し，以後は毎日被覆材の交換と洗浄を繰り返すのみでよい。創面にアルギン酸の線維が残ることがあるが，これは無理に剥がす必要はなく，ハイドロコロイドなどで覆っておけば融解し，自然に除去される。
 深い挫創の場合には浸出液が多く，被覆材としてはポリウレタンフォームが最適だが，治療期間が 2 週間を超える場合は，「穴あきポリ袋＋紙おむつ」法に切り替える。また，深い挫創の場合は浸出液などが創表面で固まってゼリー状の膜のようになることがあるが，これは除去すべきである。このゼリーの下に浸出液が溜まり，感染源になるからである。このゼリー状の膜は鑷子で簡単に切除できる。筆者はこれまで，擦過創の治療中に発熱などの感染症状を呈した症例をいくつか経験しているが，その多くはこのゼリー状の膜が感染源と考えている。これを積極的に除去するようになってから擦過創での感染が減少しているので，感染予防効果はあるようだ。

● 創面が土砂などで汚染されている場合

 擦過創や裂創で創面が土や砂，アスファルトの粒で汚染されている場合，これらを放置すると外傷性刺青となって残り，特に顔面で

は醜形を呈することになる。このため，このような擦過創表面の異物は可能な限り除去すべきである。

　異物は完全に局所麻酔を効かせてから歯ブラシで創面をブラッシングして除去する。歯ブラシを水道水で濡らしながらブラッシングすると効果的であり，歯ブラシはナイロンの固めのものがよく，使用前に滅菌する必要はない。局所麻酔はエピネフリン添加キシロカイン®で行う。

　ブラッシングで創面から出血することがあるが特に止血の必要はなく，通常はアルギン酸塩被覆材の貼付で止血できる。「出血してもいいから砂は一粒も残さない」という心構えでブラッシングしてほしい。

　アルギン酸塩の表面を接着剤付きフィルム材で密封し，出血が広がらないことを確認したらそのまま帰宅させる。翌日，フィルム材を剥がしてアルギン酸塩を除去し，洗顔などをさせ，顔面の場合には薄めのハイドロコロイドを貼付し，これを毎日取り替えさせ，上皮化が完了するまでドレッシング交換を続ける。

　なお，受傷面積が広い場合や，患者が年少で局所麻酔の注射ができない場合には，キシロカイン®ゼリーが有効である。キシロカイン®ゼリーを創面に薄く塗布し，さらに接着剤付きフィルム材で密封し，この状態で5分以上経過するとほぼ完璧な無痛が得られ，幼児でも泣かせずにブラッシングが可能となる。

● 上皮化した後は

　擦過創が上皮化で治癒すると，かつての創面だった部分はピカピカに光るピンク色の皮膚で覆われる。この皮膚は紫外線により色素沈着を起こしやすいため，遮光がもっとも重要となる。具体的な遮光方法については別項を参考にしていただきたい。

　外傷性刺青が残ってしまった場合はレーザー治療が有効であり，形成外科に治療を依頼する。

熱傷治療

● 創面の清浄化，疼痛対策

　創面の消毒は絶対に行ってはいけない。化学熱傷の場合には創面を十分に洗浄するが，通常の熱湯による熱傷の場合には，創面の洗浄は必要ない。しかし，異物などで創面が汚染されている場合には，局所麻酔（あるいは全身麻酔）下に十分に洗浄・除去する。

　受傷直後の疼痛対策として冷却は有効だが，それ以降の時期で冷却に鎮痛効果はない。疼痛対策としてもっとも有効なのは，創面を乾燥させないことであり，後述する食品包装用ラップなどで創面を覆うことで速やかな鎮痛が得られる。したがって，疼痛があるからという理由でいたずらに長時間の冷却を続けることはナンセンスであり，せいぜい5～10分程度の冷却で十分である。

● 熱傷の局所治療の原則

①消毒などの組織傷害性のある薬剤を使用しない
②創面の乾燥を防ぎ，創面を湿潤に保つ
③治療に使用する軟膏は白色ワセリンのみであり，その他の抗菌薬入り軟膏類は使用しない
④水疱はすべて除去し，ワセリンを塗布した食品包装用ラップで覆う
⑤抗生剤は初診時には投与しない

● 創面の被覆材料

　使用するのは油脂性軟膏基剤（白色ワセリンかプラスチベース）と被覆材，あるいは食品包装用ラップである。通常，ラップに白色

ワセリンなどを塗布し，塗布面を創面に当てる。ラップ単独でもよいが，鎮痛には白色ワセリンを塗布したほうがより効果がある。その上にガーゼか紙おむつを当てて余分な浸出液を吸収させる。深い熱傷では，別項で紹介した「穴あきポリ袋＋紙おむつ」での被覆も非常に効果的である。局所治療はこれで十分である。

創傷被覆材（アルギン酸塩被覆材，ハイドロコロイド，ポリウレタンフォームなど）で創面を覆うのも効果的であるが，保険診療で使えるものが非常に少なく，使用枚数が多くなると保険審査で査定される可能性が高い。さらに2週間を超える使用が認められていないため，熱傷治療での被覆材の使用は難しいのが現状である。

● 初診以降の処置

受傷直後は浸出液が非常に多いが，数日で浸出液の量は減少してくる場合がほとんどである。浸出液が多い場合は1日数回のドレッシング交換が必要であり，浸出液の量により適宜交換する。この時，創面をゼリー状の膜が覆っていたら積極的に除去する。このゼリー状膜の下に溜まった浸出液が感染源となることが多いからである。この膜は鑷子で簡単に除去できる。ドレッシング交換時の洗浄は水道水で十分であり，滅菌水を使用する必要はない。

また，暑い時期には1日に数回交換して，創周囲の皮膚の汚れ（浸出液や汗）を十分に洗い落としたほうがよい。汗疹（あるいは膿痂疹）が発生した場合は食品包装用ラップからポリウレタンフォームドレッシング，あるいはプラスモイスト™ Ⅴの被覆に切り替える。

● 抗生剤，抗菌剤

抗生剤は，Ⅱ度の深い熱傷，Ⅲ度熱傷であっても予防的投与は行わない。抗生剤投与が必要なのは治療経過中に発熱や創部痛など，感染症状が見られた場合であり，これらの症状が認められたら直ちに第1世代のセフェムかペニシリンの点滴投与を行う。多くの場合，これらの投与で速やかな解熱が得られる。

スルファジアジン銀（ゲーベン®クリーム）などの抗菌剤やポビドンヨード，ポビドンヨードゲルのような消毒薬は一切不要である。

創感染があっても使用すべきではない。蜂窩織炎は基本的に表皮より深部の炎症であり，創表面の消毒，無菌化は意味がないからである。創表面の細菌数を減少させるためには洗浄がもっとも効果的である。キシロカイン®ゼリーを創面に塗布して透明フィルムで密封し，5分以上置くとほぼ完全な鎮痛が得られ，洗浄が容易に行える。

● 入院は必要か

どの程度まで外来通院治療ができるのか，逆に言えば，どの程度の熱傷なら入院治療が必要なのか。これについては筆者も試行錯誤の状態である。だが，多数の熱傷が外来治療で完治しているのは事実である。

● 点滴は必要か

筆者の印象では30％程度の熱傷でも点滴は不要である。なぜならこの治療法では痛みがほとんどなく，受傷直後から普通に経口摂取ができるからである。

従来の治療法で熱傷を治療していた時期では熱傷患者は痛みが激しいため経口摂取が事実上不可能であり，また浸出液の量が多いこともあり，点滴は必須であった。しかし，創面の乾燥を徹底的に防ぐと痛みはなくなり，浸出液も数日で減少してくるため，体液管理のための点滴は不要になる。

今後の検討を要する課題ではあるが，恐らく広範囲熱傷以外では補液治療は不要になるのではないかと思われる。

● 熱傷深度別の治療法

1）Ⅰ度熱傷の場合（発赤のみで水疱形成がない場合）

ワセリンを塗布した食品包装用ラップで創面を覆う。翌日診察し，痛みもなく水疱形成もなければ，それで治療は終了となる。

2）Ⅱ度熱傷（水疱形成あり）

水疱膜は初診時にすべて切除して開放し，創傷被覆材，ワセリンを塗布した食品包装用ラップあるいはプラスモイスト™ Vで創面を覆う。この時，創面を洗う必要はなく，抗生剤，鎮痛剤は不要である。Ⅱ度の浅い熱傷（真皮上層までの損傷）であれば1週間程度

で治癒するし，Ⅱ度の深い熱傷（真皮下層までの損傷）でも3〜4週間程度で完治する。

　場合によっては，治療中に発熱や局所の疼痛などの感染症状が見られることがあるが，その場合には第1世代のセフェムやペニシリンを点滴投与し，解熱が得られたら速やかに投与を中止する。この場合は，感染源の除去がもっとも重要であり，水疱膜や創面を覆うゼリー状膜の除去を行う。

3）Ⅲ度熱傷

　「Ⅲ度熱傷は自然上皮化することがないので植皮術が必要である」というのが熱傷治療のセントラルドグマであるが，時間はかかっても必ず上皮化するし，20×20 cm程度の広さのⅢ度熱傷は外来通院でも完治可能である。

　創面の被覆材料は，「穴あきポリ袋＋紙おむつ」あるいは「プラスモイストV」がもっとも使いやすく安全と思われる。自己融解で浮き上がってきた黄色壊死組織を切除しつつ，これで創面を覆っていればやがて肉芽が創面を覆い，肉芽収縮と周囲からの上皮化で治癒が得られる。要するにこれは，単なる「面積の広い皮膚軟部組織欠損」の治癒過程であって，Ⅲ度熱傷が特異な経過をたどるわけではない。

　壊死組織の外科的切除は絶対に必要であるが，壊死組織の自己融解期になると鑷子でつまんでも容易に除去できるようになる。

　受傷時にpin prickテストで疼痛を感じず，Ⅲ度熱傷と思われた場合でも深部に毛根や汗腺が残っている場合が少なくない。閉鎖治療で経過観察すると3週間くらいで突然上皮化が始まることがあるので，早期にデブリードマンをして植皮をするのでなく，Ⅲ度熱傷かどうかの判断は3週間以上経過してから行うべきである。

● 乳幼児熱傷の問題点

　上述の治療でほとんどの症例は問題なく治癒するが，乳幼児では創感染を起こす率が高いようだ。この場合，蜂窩織炎の形で発症することもあるし，膿痂疹として発症することもある。原因としては乳幼児期に膿痂疹が好発するのと同じ原因ではないかと推察しているが，詳細は不明である。

もちろん，明らかに発熱などの症状があった時に抗生剤を投与しても問題なく感染症状は治るのだが，これを未然に防ぐためには「乳幼児に限り，初診時から抗生剤を予防投与する」という選択肢も考慮していいのかもしれない。

● 上皮化終了後の後療法

　上皮化が完了した時点で創部はツルツルした赤みがかった再生皮膚で覆われているが，よほど浅い熱傷を除いて，色素異常（色素沈着，色素脱失）は必ず起こると考えたほうがよい。これは治療の限界というよりも，人体の皮膚構造自体に起因するものであり，避けられないものである。どんな完璧な治療をしても色素異常が残ることは，治療中に何度も繰り返して説明すべきであろう。

　このような再生皮膚の色素沈着を避けるためには，遮光が最も有効とされていて，上皮化完了直後から直射日光に直接さらさない工夫が必要となる（51頁）。非露出部の場合には衣服で隠れるために特に意識的に遮光をする必要はないが，露出部の場合には積極的な遮光が必要となる。この場合，例えば色の付いた絆創膏を貼付する，サポーターなどを装着する，つばの広い帽子をかぶらせる。顔面の場合には市販の紫外線カット効果のある化粧品を使ってもよい。

　遮光を続ける期間は，最低でも2～3ヵ月程度は必要とされている。

　また，色素異常が残った場合は，多くの症例で数年の経過観察で目立たなくなることがほとんどであるが，患者が気にしている場合には上皮化完了直後から形成外科に紹介する。

日焼けの治療

　海水浴シーズンには，背中などを焼き過ぎて疼痛のために眠れなくなって病院を受診する若者が結構多い。通常は鎮痛剤やステロイド軟膏を処方することになるが，これらは一般的にはほとんど効いていない。これらの疼痛対策として有効なのは，患部の乾燥を防ぐこと，つまり，ワセリンを塗布した食品包装用ラップで覆うことである。ほとんどの例は，この方法で数秒のうちに完全な沈痛が得られるはずだ。

　要するに，日焼けに伴う痛み，火傷に伴う痛みは受傷直後には熱による損傷が原因だが，その後は創面の乾燥による痛みだったことがわかる。

表皮剥離

　高齢者など皮膚が脆弱な患者の場合，ちょっとした外力で皮膚が裂けて薄く剥離することは珍しくない（図1）。このような場合は，2本の鑷子を使って剥がれた皮膚を注意深く広げて元の位置に戻し（図2），ステリストリップなどの絆創膏で周囲の皮膚に固定し（図3），剥離部分全体を軽く圧迫する（図4）。ほとんどの場合，翌日には皮膚は生着している（図5）。そして圧迫を数日続ければ剥離した皮膚は完全に生着する。このような表皮剥離は当初，図1のように皮膚欠損があるように見えるが，ほとんどの場合，皮膚欠損はなく剥離皮膚を元の位置に戻せる。なお，以上の操作で麻酔は必要ない。

　創面の圧迫には，吸収力があって皮膚欠損層の治療効果も持つポリウレタンフォームが最適である。剥離した範囲が広い場合，テー

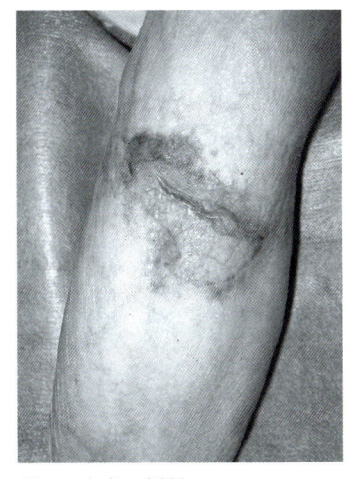

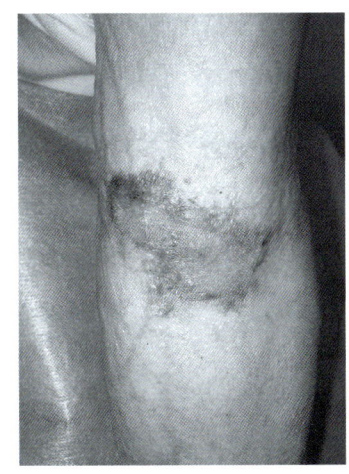

図1● 皮膚の剥離　　　　　図2● 剥がれた皮膚を戻す

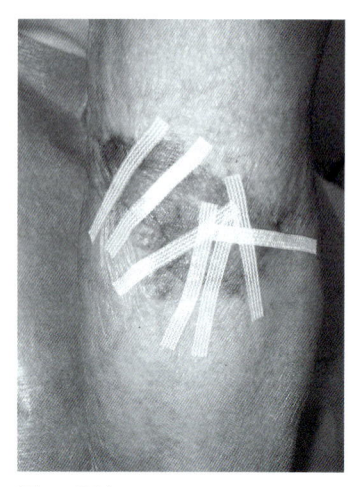

図3 ● 固定

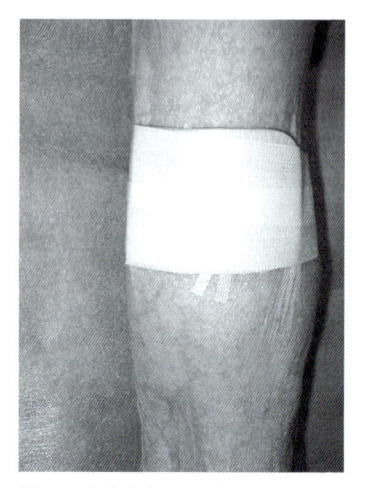

図4 ● 全体を軽く圧迫する

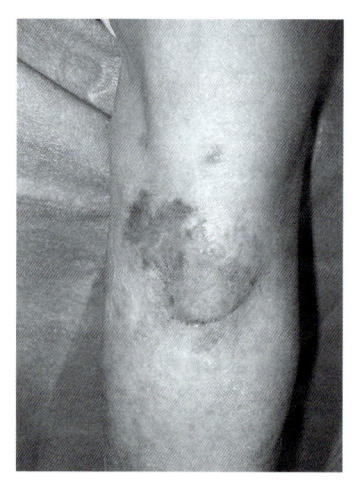

図5 ● 翌日

　ピングにナイロン糸ドレナージを併用することで血腫形成を予防でき，さらに効果的である。
　2〜3日経過して剥離皮膚の生着が得られ，それでもなお部分的に皮膚欠損が認められた場合は，ポリウレタンフォームやハイドロコロイドによる湿潤治療を継続する。

上皮化終了後は紫外線に注意

　擦過創などを湿潤治療して，浸出液が出なくなりピンクのツルツルした皮膚が再生したら，上皮化完了である．非露出部の場合はこれで治療終了としてよいが，顔面などの露出部では直射日光を避ける必要である．これは，上皮化したての皮膚は色素沈着を起こしやすいため，それを避けるためである．

　具体的な方法には次のようなものがあり，受傷部位と患者の生活様式に合った方法を採用すればよい．

　1）市販の日焼け止めクリーム
　2）つばの広い帽子など
　3）色の付いた絆創膏など，紫外線を物理的に遮蔽できるもの

　また，遮光を行う期間であるが，通常は2～3カ月程度は必要とされているが，筆者は患者に対し「納得がいくまで直射日光を避けてください」と説明している．

動物咬傷の治療

　動物(人間)咬傷は損傷形態によって治療方針が異なる。損傷形態には次の2つがある。
　①垂直型：歯牙が深く入っているが，皮膚欠損はない（図1）
　②水平型：皮膚軟部組織が噛み切られて欠損している（図2）
　前者は適切に治療しないと高率に感染を起こすが，後者は感染を起こす率が前者より少なく，数日間感染しなければ，皮膚欠損創の治療となる。

● **垂直型**

　歯牙が真皮より深く入った場合，治療の主眼はドレナージである。2-0のナイロン糸5本くらいを創腔に挿入し，糸を絆創膏で固定し，その上をポリウレタンフォームなどで被覆するだけでよい（61頁）。なお，ナイロン糸は通常，無痛で挿入できるため麻酔は不要である。創内の洗浄，消毒は不要である。これで歯牙に付着している細菌は繁殖の場を失い，感染を起こすことはなくなる。翌日診察し，浸出液が少なく，圧痛がなければドレナージを終了し，ポリウレタンフォームあるいはプラスモイスト™ V貼付のみとし，創が上皮化するまでこれを続ける。

　ドレナージがきちんとできていれば抗生剤は必ずしも必要ではないと思われるが，念のために抗生剤点滴（第一世代でよい）と経口抗生剤は処方したほうがいいだろう。ただ，個人的な経験では「きちんとドレナージができていて抗生剤投与なし」の症例で感染した例はほとんどないが，「ドレナージをせずに抗生剤を点滴」した症例ではほとんど感染したことから考えると，抗生剤は咬傷の感染予防にはほとんど効果がないと思われる。

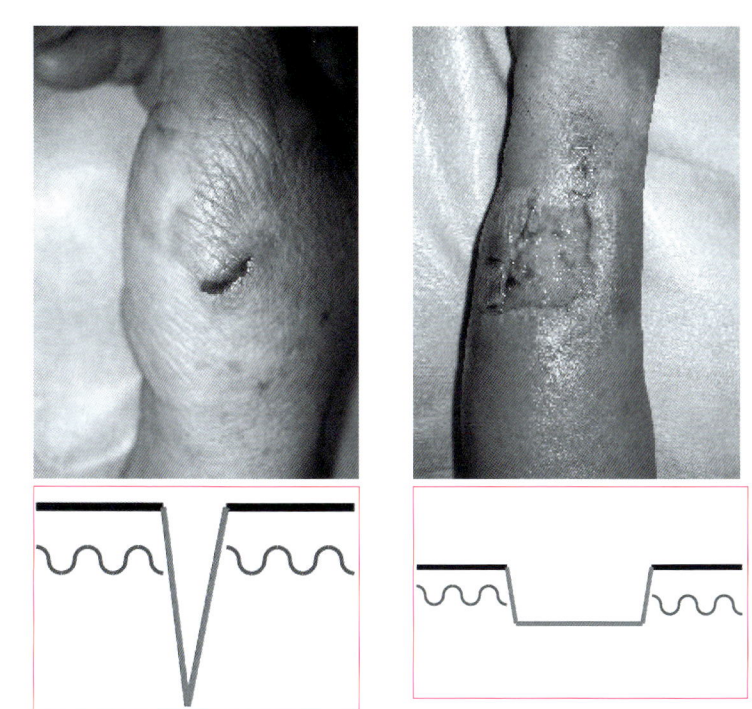

図1●垂直型

図2●水平型

 なお，25歳以上の場合（最終免疫から10年以上経過）は破傷風トキソイドを考慮する。
 ちなみに，垂直型で感染が起こりやすいのは，歯牙が入った部分が腔となり，ここに血液やリンパ液などの体液が貯留し，これが歯牙表面の細菌にとって絶好の培地，すなわち感染源となるからだと考えている．ドレナージが感染予防に効果的なのは，これらの「培地」を除去するからである．

● 水平型

 皮膚軟部組織が広く咬み取られた場合は，局所麻酔をして創の状態を観察し，ポケットになっている部分があればそこにドレーンを挿入し，その上で縫合できる部分は縫合し，アルギン酸塩被覆材を貼付して，その表面はポリウレタンフォーム，あるいはプラスモイ

スト™ Ｖで被覆するだけでよい。翌日観察して，感染症状がなければポリウレタンフォームかプラスモイスト™ Ｖ貼付のみでよく，以後の治療は一般的な「皮膚軟部組織欠損の湿潤治療」となる。

　水平型の場合，創表面での血腫以外には感染源はないため，創面をアルギン酸塩で覆ってしまえば血腫形成の危険性はほとんどなくなり，感染する危険性は非常に少なくなる。

粉瘤の治療

　皮下腫瘍でもっとも一般的なのが粉瘤（アテローム）である。これは皮膚の下に袋（被膜）があり，この中に垢のような物質が溜まる腫瘍である。この被膜は皮膚様の構造をしているため，皮膚の分泌物が内部に溜まり，次第に大きくなってくる。腫瘍の中心部のあたりで皮膚に癒着していて，臍のように陥凹していることが多い。通常は徐々に大きくなるだけであるが，何らかの原因で被膜内部に溜まった分泌物に細菌が侵入することで感染が起こる。

　粉瘤で患者が病院を受診するのは2つの場合である。
①感染は起きていないが，腫瘍が目立つため（気になるため）に切除を希望
②感染のために疼痛があり，治療を希望

　前者の場合には被膜を含めて摘出し縫合すればよいが，後者の場合には蜂窩織炎の症状があり，被膜の完全切除ができても一期的縫合がためらわれることが多い。以下，このような場合の治療法につ

いて述べる。
1）皮切
　局所麻酔をし，上述の皮膚との癒着部分を中心に，癒着部分を含め皮膚の皺の方向に数 cm，紡錘形に皮膚切開し，被膜も一緒に切除する。粉瘤が大きい場合でもこの程度の切開で十分であるが，手術に慣れていない場合には皮切は大きめにしたほうがよいが，「被膜切除が確実にできる最小限の切開創」が理想である。

　なお，局所麻酔は皮内注射の深さで行う。深く注射すると，粉瘤内部に注射することになりがちで，麻酔効果がまったくないからである。

2）粉瘤内容物を圧出
　皮膚切開をした時点で粉瘤内容物は外にあふれ出てくるが，粉瘤周囲の皮膚を圧迫して，内容物を可能な限り押し出す。この操作で痛みを訴える場合は，被膜の外側の軟部組織に麻酔注射を追加する。

3）被膜の切除
　この時点で，被膜がはっきりと視認できるようになる。被膜内面はツルツルしていて，白く光沢がある。切開口から被膜をつまみ，被膜の外側と周囲軟部組織の間を丁寧に剝離する。被膜と周囲組織の間には血管の結合はなく，通常は出血なしに切除できるはずである。被膜は完全に切除する。

4）創縫合など
　感染症状のない小さな粉瘤では，皮膚表面を縫合して縫合部を圧迫するだけで治癒が得られる。

　感染症状がなく大きな粉瘤の場合には，創内にドレーン（細く切ったペンローズ，あるいは数本のナイロン糸）を留置して圧迫する。その後は，浸出液が少なくなればドレーンを抜去する。

　感染症状のある粉瘤で大きくない場合には，「ドレーン留置＋縫合」でよい。翌日診察して膿の流出が認められる場合には，直ちに全抜糸して開放創とする。

　感染症状が強くサイズが大きな粉瘤の場合は，創内にアルギン酸塩被覆材を入れ（ギュウギュウ詰めにする必要はない），その上はハイドロサイトか紙おむつで被覆する。翌日診察してアルギン酸塩を除去し，感染症状がなければ創表面をハイドロサイトかプラスモイ

ストVで覆うのみとし（創内にガーゼなどを入れる必要もなければ，軟膏類を併用する必要もない），以後は肉芽でポケットが埋まり，2週間程度で創閉鎖が得られるはずである。

皮膚は洗うが創面は洗わない

　筆者の外来では頻繁に傷を洗っている。縫合創も翌日から水道水で洗うし，熱傷も擦過創も区別なく洗っている。もちろん，ドレーンが入っている部分だろうと，創外固定器のピン刺入部だろうと，かまわず石鹸をつけて水道水で洗っている。

　このように書くと，「傷を消毒しない代わりに，傷の中を洗って細菌を洗い流しているのだろうな」と思われるかもしれないが，実はそれは正しくない。創面はどんなに汚れていても，洗う必要はないからである。洗うべきは皮膚であって創面ではないのである。

　なぜ，縫合創や熱傷創を洗うかといえば，創周囲の皮膚を洗って皮膚の汚れを落とすためだ。なぜ皮膚を洗うかといえば，発赤や腫脹などの炎症症状の有無や，皮膚の状態を観察するためである。皮膚が汚れていては皮膚の状態を十分に観察できないから，洗っているだけである。

　また皮膚は本質的に排泄器官であり，空気中に露出している状態がもっとも自然な本来の姿である。だから皮膚を長時間密封しておくと何らかのトラブルが起きる原因になる。それが痒みであったり汗疹であったり絆創膏まけである。これらのトラブルを防ぐために

も，1日に1回は傷周囲の皮膚をよく洗って汚れを落とし，短い時間でもいいから空気中に露出させている。つまり，創面は閉鎖しておきたいが，創周囲の皮膚はなるべく閉鎖したくないのである。この2つを同時に両立させることは難しい。だから，ここではまず傷を治すことを最優先させて創面を湿潤に保ち，それによる皮膚のトラブルを最小限にくい止めるために皮膚を洗うわけである。

　ではなぜ，創面を洗わないかというと，創面を熱心に洗うと肉芽が傷ついたり，肉芽上に再生しつつある上皮細胞が洗い流されてしまうからである。要するに，創傷治癒の最前線基地である肉芽などを痛めてしまっては元も子もないのである。創面にMRSAがいようと緑膿菌がいようと，創の治癒はそれらに関係なく進むことが確認されていることからも，創面が汚れていても洗う必要はないことがわかる。

　以上から，「皮膚だけ洗って傷は洗いたくない」のが本音だが，皮膚と創面を分けることができないため，仕方なしに傷も洗っているだけであって，創面の洗浄はあくまで添え物であるということがおわかりいただけたと思う。

絆創膏かぶれの予防に湿布薬で固定

　高齢者の外傷治療では絆創膏かぶれ・絆創膏まけは避けて通れない問題である。絆創膏かぶれとはせんじ詰めれば，皮膚の角化層を絆創膏が物理的に剝ぎ取ってしまうことによる損傷である。特に，

高齢者で皮膚が脆弱な場合にはちょっとしたことで絆創膏かぶれが起こり，その治療に難渋することはよくあることだ。

　絆創膏かぶれの予防としては，角化層損傷を起こしにくいゲル粘着剤を使った絆創膏を使用することが一般的だが，そのような製品が手に入らない場合には湿布薬で代用できる。ご存知のように湿布薬は接着剤と一体になっているため，絆創膏の代役として被覆材などの固定などに十分に使えるのだ。実際に使用してみるとわかるが，かなり脆弱な皮膚でも皮膚損傷を起こすことは少ない。筆者の外来では湿布薬を1cm幅くらいに切って使っているが，これに包帯，サポーターと併用すると十分な固定力が得られることを確認している。

　ちなみに，いったん起きてしまった絆創膏かぶれ（水疱，潰瘍形成）に対しては，ハイドロコロイドの貼付が有効である。

ガーゼドレナージはドレナージではない

　医療現場ではドレナージ，すなわち体内に溜まった液体（血液や膿）を外に出す操作を行うことが多い。通常は陰圧で液体を強制的に吸引する「閉鎖式ドレーン」や，毛細管現象を利用するペンローズドレーンなどの「開放式ドレーン」が行われるが，感染創や膿瘍のドレナージではガーゼドレナージもよく行われていて，診察室に細く切ったガーゼを常備している医師も多いと思う。

　しかし，ガーゼドレナージは実はドレナージになっていないので

第1章 外傷治療の基本を学ぼう

ある。それどころか，タンポナーデにしかなっていないのだ。これは毛細管現象の原理を知れば容易に理解できる。

● 毛細管現象の原理

　毛細管現象とは細い管状物体の内部を液体が上昇する現象である（図1）。水とガラス管の場合，図のように管内の水の液面は壁面側が高く，中央部は低くなっている。一方，表面張力は液面面積を最小に，つまり縮む方向に作用する。壁面で傾斜している水が縮まろうとするため，結果的に水面は上昇する。これが「管の中を水が上がる」原理である。この液面の上昇は，上記の「液面を持ち上げる力」と「持ち上がった液体にかかる重力」が釣り合うまで続く。

　この液面の上昇する高さは次の公式で与えられる（図1）。ここで，液体を水，管をガラス，場所を海抜ゼロメートルとすると，液体の密度と重力加速度，表面張力，接触角は定数になり，結局，上昇する液面の高さは管の内径に反比例することがわかる。実際に計算してみると，1 mm のガラス管を蒸留水に立てると 28 mm ほど上昇することになる。

　さてここで，接触角についてみると $\cos\theta$ は 0 度のときに最大，90 度でゼロになる。つまり，液面が水平になり接触角が 90 度になった時点で，液体の上昇はストップすることがわかる。

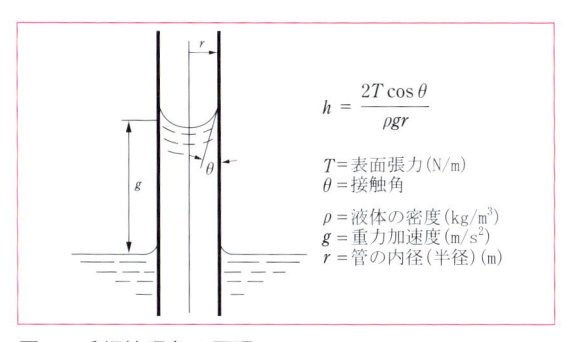

$$h = \frac{2T\cos\theta}{\rho g r}$$

T = 表面張力 (N/m)
θ = 接触角
ρ = 液体の密度 (kg/m^3)
g = 重力加速度 (m/s^2)
r = 管の内径 (半径) (m)

図1 ● 毛細管現象の原理

血液や膿汁

ここで空気と血液（膿汁）が接触し，タンパク成分が凝固する。

凝固して栓になる

液面の接触角が90度になり，毛細管現象による血液上昇は停止する。

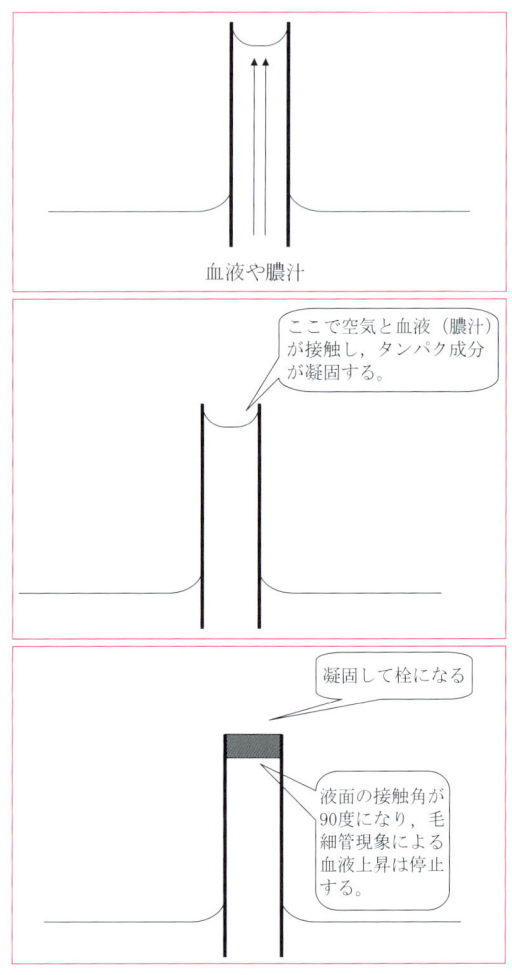

図2 ● ドレナージ効果が持続しない理由

● ガーゼでドレナージ効果が持続しない理由

　ガーゼの場合は，繊維と繊維の間が管腔となり，ここを水が上昇する。そのため，水を入れた洗面器の縁にタオルをかけておくと，いつの間にか床がびしょぬれになってあわてることになる。

　ところが，液体が水でなく血液や膿瘍の場合には，このように染

み込むことは起こらないのである（図2）。理由はドレナージの対象となっている液体がタンパク質を含んでいるからである。図にあるように，はじめはガーゼの繊維の隙間に血液は吸い込まれて移動するが，空気に接触した地点で凝固してしまうため，血液はそれ以上吸い込まれなくなり移動は停止する。これを防ぐためにガーゼを厚く当てればいいのではないか，と考える方もいるかもしれないが，ガーゼ自体が空気を含んでいるため，血液の凝固は遅かれ早かれ必ず起きてしまう。これはもちろん，膿汁でも同様である。

要するに，ガーゼドレナージという言葉は嘘なのだ。ガーゼという材料を使う限りにおいて，ドレナージ効果はなく，凝固したタンパク質が栓になるため「タンポナーデ」でしかないのである。

ナイロン糸でドレナージ

前項でドレナージの本質である毛細管現象について説明した。これからわかるように効果的なドレナージを得るためには，毛細管が存在するだけでは駄目で，浸出液の持続的な吸収が絶対に必要であると結論づけられる。このような理由から筆者は，ナイロン糸とポリウレタンフォーム（ハイドロサイト）を組み合わせた方法がベストであると考えている。その理論的背景はあとで説明するとして，まず先に具体的な方法を説明する。

2-0か3-0のモノフィラメントの縫合用のナイロン糸をあらかじめ4cm前後に切っておき，4〜5本をひとまとめにして絆創膏で

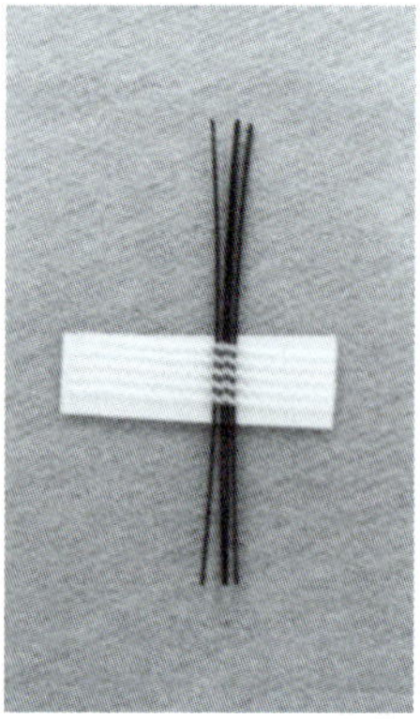

図1 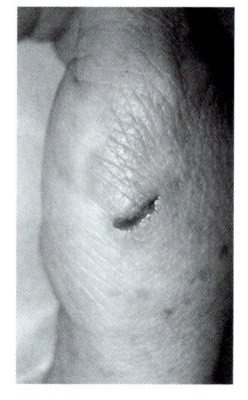   図2 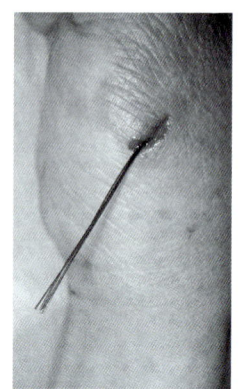   図3

固定したものを準備しておく（図1）。特に滅菌をしておく必要はないが，一組ごとに袋にパッキングしておくと便利である。

　感染の危険性がある外傷患者が受診したら，まずゾンデなどで創の深さを調べ，真皮より深ければドレナージを考える（図2）。次に，創腔の奥まで確実にナイロン糸を挿入する。丁寧に行えばほとんど痛みなく挿入できるはずだ（図3）。ナイロン糸を絆創膏で固定するが（図4），この時，創口を塞がないように注意する。ついで，創口に小さく切ったハイドロサイトを貼付する（図5）。あとはこのまま包帯を巻いてもいいし，浸出液が多量と予想される場合はさらにガーゼを当てる。

　なぜこの方法がベストのドレナージ法なのだろうか。まず，創内に挿入されたナイロン糸の全長で毛細管現象が起きていることが挙げられる（図6）。これは例えば静脈留置針外筒をドレナージ用に留置した場合と比べると，その差は明らかである。静脈留置針外筒の場合，外筒先端からしか液体は入らないからだ（図7）。

　また，吸収体としてのガーゼとポリウレタンフォーム（あるいはプラスモイスト™ V）の差も大きい。ガーゼの場合は前述のように血液や膿汁では凝固が必発だが，ポリウレタンフォームの場合は血液が凝固せず，可能な限り吸収を続けるからだ。このため，ガーゼ

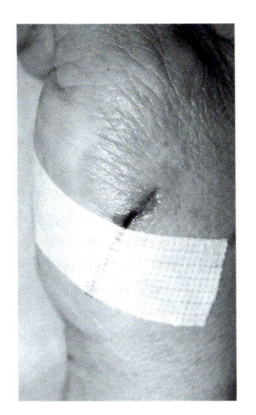

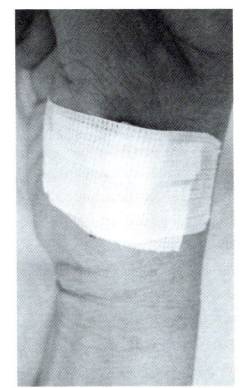

図4●

図5●

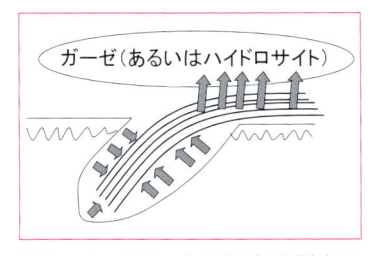

図6● ナイロン糸の場合は創内の全長から吸収して，ガーゼに接している部分全体から排出

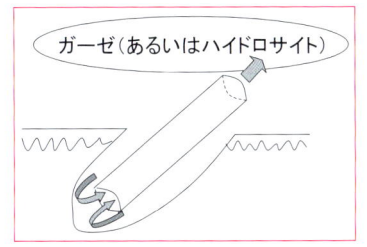

図7● チューブの場合はチューブ先端から吸い込んで末端から出すだけ

とは比べものにならない量の血液や膿汁を持続的に吸収でき，高いドレナージ効果が得られるわけである。

軟膏とクリーム

　いわゆる「塗り薬」は大きく2つに分けられる。ワセリンなどの油脂を基剤とする軟膏と，クリームを基剤とするものである。どちらも広く使われている塗り薬であるが，傷に使う場合はまったく別物である。基本的に傷のある皮膚，つまり「正常でない皮膚」に使っていいのは軟膏であって，クリームは使っていけないものである。クリームとは本来，健全な皮膚，つまり傷のない皮膚に使うべきものである。

　皮膚などに用いるクリームは基本的に，水成分と油成分を界面活性剤で混合させた製剤であり，長期間の保存のために防腐剤などの添加物が含まれている。角化層で守られている健常な皮膚では界面活性剤も防腐剤も問題にならないが，角化層が傷ついている皮膚や創面では表皮細胞などがむき出しの状態であり，界面活性剤や防腐剤は直接的に細胞破壊薬として人体を傷つけることになる。これが「クリームは健常な皮膚には使っていいが，傷ついた皮膚には使ってはいけない」という理由である。傷のある皮膚や創面に使っていいのはワセリンやプラスチベースなどの油脂性基剤の軟膏だけなのである。

　一方，油脂性基材の代表が白色ワセリンである。ワセリンは原油を精製する過程で得られる鎖式飽和炭化水素（C_nH_{2n+2}の分子式で表される）のうち，Cが20前後のものの混合物を精製して得られる物質である。融点は38〜60℃で分子量が小さなものが多いほど融点が低い。精製度の高いものが白色ワセリン，低いものが黄色ワセリンである。生成の過程で混入する不純物を完全に除くことは不可能とされるが，不純物の少ない白色ワセリンはきわめて安定した物質であり，いろいろな薬剤を変化させることなく溶け込ませることが

できるため，多くの軟膏の基材として使われてきた。また，人体への毒性もきわめて低く，眼軟膏や口内炎用の軟膏の基材として使われていることがそれを示している。つまり，目に入れても口に入っても安全な物質だ。さらに $C_{20}H_{42}$ の炭化水素は分子量は300以下であって通常は抗原となりえないため，不純物の少ない高純度の白色ワセリンはほとんどアレルギー反応を起こさない点も治療上のメリットとなる。このような理由から，傷ついた皮膚や創表面に塗布するものとしてもっとも安全かつ治療効果があるものとして，純度の高い白色ワセリンを推奨するわけである。

では，「塗り薬」で軟膏とクリームはどのようにして見分けたらいいのだろうか。商品名に○○軟膏とあれば油脂性基剤，△△クリームとあればクリーム基剤としていいのだろうか。

実はこれは間違っている。軟膏という商品名なのに基剤がクリームであるものが少なからずあるからだ。

両者を見分ける方法は簡単である。原則的に「半透明のものは軟膏，不透明なものはクリーム」と考えてよい。したがって，ゲンタシン®軟膏やプロスタンディン®軟膏，リンデロン®軟膏は半透明であって，実際にも油脂基剤の軟膏であるが，一方，オルセノン®軟膏，ゲーベン®クリーム，市販のオロナイン®軟膏などは不透明であり基剤はクリームである。したがって，オルセノン®やオロナイン®軟膏を傷に使うのは本質的に間違っていることになる。

このような外見による見分け方は万能ではないが，多くの場合有用である。したがって，出先の病院で見慣れない軟膏しかなかったら，とりあえず半透明な軟膏を選んでおけば間違いないだろう。

第 2 章

部位別治療のコツ

頭部

頭皮裂創

　頭皮裂創には創縫合を行うが，その目的は2つある。1つはもちろん，裂創そのものの治療であるが，もう1つは止血である。なぜ止血が目的に含まれるかというと，頭皮裂創に伴う出血は他の部位の出血より止血が難しいからである。

　まず，止血が得られている頭皮裂創の場合は，他の部位の縫合と同じであり，特殊な操作が必要なわけではない。剃毛は不要であり，創内に頭髪が入っても気にする必要はない。縫合糸は絹糸でもナイロン糸でもいいが，黒色でないほうが抜糸は楽である。

　なお，頭皮裂創では通常，ステープラーでの創縫合がよく行われるが，これは行うべきではない。ステープラーで縫合した部位は痛みのために患部を下にして眠れなくなり，縫合部を打撲して出血することもあるからだ。ステープラーは医師にとっては手軽で簡便なよい方法だが，患者にとっては迷惑極まりない治療法である。

　次に，止血目的の創縫合である。頭部は表面から皮膚（表皮・真皮），皮下組織（脂肪），帽状腱膜，骨膜，頭蓋骨となるが（図1），皮膚・皮下組織・帽状腱膜は密に結合しているため，ここに外力が加わると皮膚・皮下組織・帽状腱膜が一塊になって骨膜から剝がれることが多い（図2）。帽状腱膜を血管が走っているため，ここからの出血がもっとも大きく，頭皮裂創に伴う大きな出血はこの層から起きていることがほとんどである。図からもわかるとおり，帽状腱膜は一番深い部分であり，しかも裂創に伴って帽状腱膜の収縮が起こるため，出血点を見つけて止血することはきわめて困難となる。もちろん，帽状腱膜が同定できれば，これを縫合すべきだが，よほど慣れていないと同定は難しいだろう。このため，圧迫などで止血が得られない場合には，皮膚・皮下組織・帽状腱膜を一塊に縫合糸

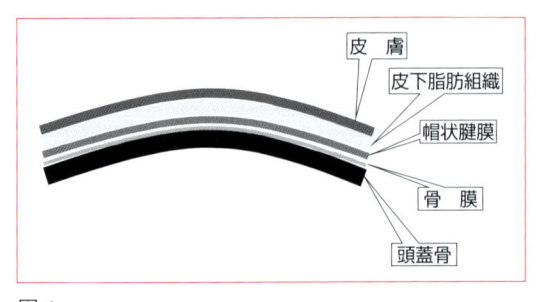

図1

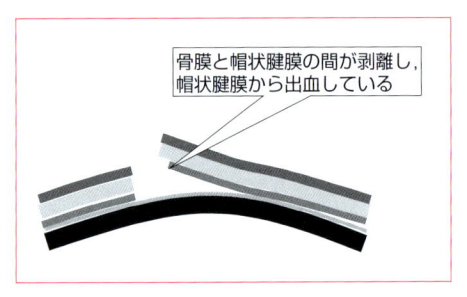

> 皮膚
> 皮下脂肪組織
> 帽状腱膜
> 骨膜
> 頭蓋骨

図2

> 骨膜と帽状腱膜の間が剥離し，帽状腱膜から出血している

をかけて強く結紮して止血が必要となる。この場合は，太目の絹糸を大きめにかけることもやむをえないだろう。通常の皮膚ではこのような縫合は許されるものではないが，頭皮の場合は瘢痕が残っても頭髪で隠すことができるからである。

　なお，このような止血目的の創縫合ではステープラーは無力である。ステープラー針の長さでは帽状腱膜まで届かないからである。

　縫合後，10分程度軽く創部を圧迫し，それ以上出血が認められなければ，小さなガーゼを創部に当てヘアピンで頭髪にガーゼを留める程度でよく，包帯固定は通常不要である。翌日診察し，出血がなければドレッシングは不要となり，洗髪を開始し，創表面の血液などをよく洗い流す。創周囲の皮膚の挫滅を伴う場合には，白色ワセリンを挫滅部に頻回に塗布して創の乾燥を防ぐことで上皮化が得られる。

　頭皮は非常に血流がよいために縫合部の治癒は良好であり，通常は縫合後3〜5日目に抜糸してよい。止血のために強く縫合した場

合には縫合創縁の全層壊死となることがあるが，その場合には抜糸して壊死組織を切除し，アルギン酸塩被覆材を貼付してその上からハイドロコロイドを当てて，ヘアピンで頭髪と固定する。通常は翌日にはきれいな肉芽形成が得られ，以後はワセリンの頻回塗布を続けることで創閉鎖が得られる。

小児の頭皮裂創

　小児の 3 cm 以下の頭皮裂創は縫合せずに治療が可能である。裂創部の頭髪で創を引き寄せ，ノベクタン®スプレー（あるいはダーマボンド®）などの接着剤で頭髪同士を固め，創を閉鎖する方法である。個人的な経験では 4 cm ほどの裂創まではこの方法で治療可能

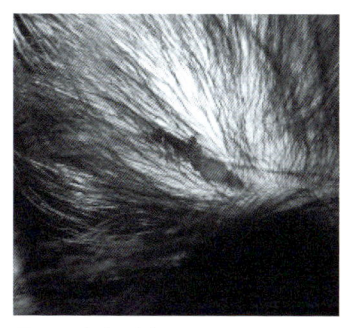

図1●出血が止まっていることを確認する

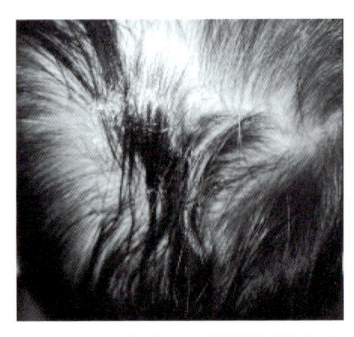

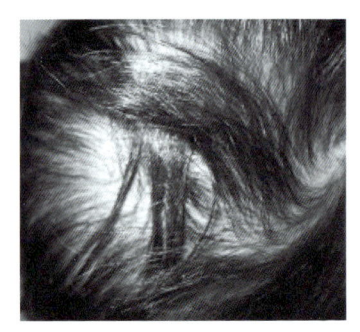

図2 ● ノベクタンで頭髪を固める　　図3 ● 翌日の状態。

であることを確認している。これ以上の大きさの裂創では縫合したほうが確実であるが，実際の臨床の場で出会う小児頭皮裂傷は3 cm以下のものがほとんどであり，大部分の症例はこの方法で治療可能であろう。実際の症例で説明する。

　1歳男児の2 cm弱の裂創。診察時点で出血している場合は圧迫止血，あるいはアルギン酸塩被覆剤を当てて軽く圧迫することで止血する（図1）。

　裂創部創縁の頭髪を10〜20本ほど持ち，両側の頭髪を創が閉じる方向に引き寄せる。確実に創が閉じていることを確認し，ノベクタン®スプレーをふきかける。この時，両側の頭髪同士が確実に接触するようにややねじって頭髪の接触面積を確保してからスプレーをかけたほうがよい（図2）。この際，ノベクタン®は1回だけでなく，数回に分けて「乾きかけてきたらふきかけて乾かす」ことを繰り返す。また，ノベクタン®は固まるまでに時間がかかるため，ヘアドライヤーで温風を当てると固まるまでの時間を短縮できる。頭髪がノベクタン®で完全に固まったことを確認したら（通常は5分程度かかる），帰宅可能である。念のために頭髪の上からガーゼを当てて出血に対処する。

　翌日診察し，出血がないことを確認したらガーゼを除去し，その日の夜から洗髪を始めさせる（図3）。特に異常がなければそれで通院終了となる。

　なお，ノベクタン®もダーマボンド®もない場合は，市販の瞬間接着剤なども使用可能だろうが，その際は傷の中に接着剤が入らない

ように注意すべきであろう。

参考文献
1) Hock MO, Ooi SB, Saw SM, Lim SH：A randomized controlled trial comparing the hair apposition technique with tissue glue to standard suturing in scalp lacerations（HAT study）. Ann Emerg Med 40：19-26, 2002
2) Brosnahan J：Treatment of scalp lacerations with a hair apposition technique reduced scarring, pain, and procedure duration compared with suturing. Evid Based Nurs 6：17, 2003
3) Weick R, Stevermer JJ：Hair apposition technique is better than suturing scalp lacerations. J Fam Pract 51：818, 2002

小児の頭皮裂創で一工夫

　小児の頭皮裂創で縫合する場合，超早期吸収タイプの縫合糸（バイクリルラピッド®，モノクリル®など）で縫合すると10〜14日ほどで自然抜去されるため，抜糸の必要がなくなる。もちろん，縫合翌日から縫合部を含め，頭皮を洗髪してよい。

　なお，このような吸収性縫合糸で皮膚を縫合すると，吸収の過程で炎症反応が起こり縫合糸の周囲に発赤を生じるため，顔面などの露出部は吸収糸で縫合すべきでない。

頭皮擦過創の治療

　擦過創の治療の基本はハイドロコロイドやアルギン酸被覆材による閉鎖であるが，頭部などの有毛部では被覆材の貼付は不可能である。この場合は，白色ワセリン（あるいはワセリンが基材の軟膏）を創部に塗布して創面の乾燥を防ぐだけでよい。頭皮は血流がよいため，ワセリン塗布で乾燥を防ぐだけで数日で治癒することがほとんどである。

　1日に何度塗布すべきかは，「創面の乾燥を防ぐ」のに必要な回数としか言いようがない。1日3回の塗布で乾燥が防げれば3回でいいし，7回塗布しても乾燥気味になる場合は8回，9回と回数を増やして対処すればよい。要するに塗布の回数は患者自身が決めればよい。

　この方法（ワセリンの頻回塗布）は，同様に被覆材の貼付が難しい部位（例：口唇，眼裂周囲，肛門部，女性外陰部など）の皮膚潰瘍，皮膚損傷でも有効である。これらについては別項を参照していただきたい。

第 2 章 部位別治療のコツ―頭部

頭髪が創に入ると感染するのか

　結論から先に書くと，頭皮裂創で創内に頭髪が入ってもまったく問題ない。頭髪がいくらフケまみれだろうと，それが創内に入って感染を起こすわけではないからだ。

　従来の脳外科では，「頭髪は汚れているので，これが創内に入ると感染する。だから，剃毛が必要だ」と教えてきた。頭髪はあらゆる感染起炎菌の巣窟と考えられていて，それが手術前の剃毛の根拠とされてきた。しかし，その理論的根拠（エビデンス）を求めると，まったく見つからないのである。実際，頭髪と感染に関するデータは存在しない。

　逆に頭髪が創内に入っているのに感染をしない例ならいくらでも挙げられる。例えば筆者は，頭皮裂創の縫合では頭髪の剃毛は一切していない。だから，創縫合の際に頭髪が創に入ったり，頭髪と縫合糸を一緒に結紮することは日常茶飯事である。しかし，頭皮裂創で創感染は起きていない。

　形成外科では頭皮を恵皮部とする分層植皮を行うことがある。この時，移植皮膚には頭髪が無数に付着し，これらをすべて除去することは不可能である。頭髪が付着している皮膚を移植することになるが，その部位に感染が起こることはまったくない。移植皮膚は普通に生着するし，その後トラブルが発生するわけでもない。

　このような現実からすれば，頭髪は感染源になることはなく，頭髪が創内に入ってもそれで感染が起こるわけではない，という結論になるはずだ。したがって，頭皮裂創でも剃毛する必要はないし，

眉毛部裂創でも眉毛の消毒なしに創縫合しても感染は起こらないのだ。

実際，脳外科領域でも「剃毛しない開頭術」が次第に広まりつつある。そして剃毛せずに開頭術を行っても，術後創感染が増えてはいないのである。

要するに，頭髪と創感染はまったく関連性がなかったことがわかる。

頭部熱傷

頭皮熱傷ではワセリンの頻回塗布がもっとも効果的である。ワセリンの塗布回数は，創の深さや浸出液の量により適宜決めてよい。3回の塗布で乾燥するようであれば4回，4回でも乾燥するのであれば5回と柔軟に考える。ワセリンを塗布した上にガーゼなどを当てる必要はない。

創が非常に深くて浸出液が非常に多い場合は，「穴あきポリ袋＋紙おむつ」で頭全体を覆う方法も有効であり，浸出液が少なくなったらワセリン塗布に変更する。

頭髪の剃毛は基本的に不要である。また，痛みがなければ早期からの洗髪も可能である。

顔面

顔面裂創縫合のコツ

　顔面裂創は一般に専門家領域の外傷とされているが，きちんと指導すれば研修医でも縫合できる。実践のためにはいくつかコツがあるので，それを列記する。

1）眉毛や頭髪の生え際，鼻唇溝，口唇の赤唇縁などを最初にきちんと合わせる。
2）真皮縫合ができればそれに越したことはないが，無理に行う必要はない。
3）「小さく，浅く」針をかける。大雑把な目安では，創縁からの距離は2〜3 mm，糸と糸の距離は4〜5 mmくらいでよい。
4）前項のように縫合すると深部に死腔が残るため，縫合部は必ず圧迫して血腫形成を予防する。ナイロン糸ドレナージ（61頁）の併用も有用である。
5）縫合創はテーピングする。傷に直角な方向に貼付し，抜糸後も数カ月間テーピングを続ける。テープは1日1回は張り替える。
6）顔面裂傷で重篤な合併症はまれであり，耳前部裂創での顔面神経断裂，頬部中央部での耳下腺管断裂，下眼瞼内側裂創での涙小管断裂くらいしかない。またこれらも緊急性はなく，初診時に対応できなくても，数日後で十分に対処可能である。
7）顔面骨骨折を伴う顔面裂傷でも，とりあえず，裂創を縫合するだけでよい。顔面骨骨折にも緊急性はない。

歯牙による口唇貫通創

　転倒などで自分の歯牙が口唇を貫通する顔面刺創の治療は，原則的に「皮膚側は縫合するが，粘膜側は縫合しない」でよい。皮膚側，粘膜側を同時に縫合すると，創内が閉鎖腔となり口腔内細菌で感染を起こす危険性が高いからだ。このため，粘膜側は開放としておく。皮膚側の創も，真皮縫合はせずに表面だけをざっと合わせる程度にして，数本のナイロン糸をドレナージ用に入れておけばさらに感染を防ぐ効果が得られるだろう。

　その後，発赤などの感染症状がみられたら速やかに抜糸して開放創とし，創面はポリウレタンフォームで覆う。

　口腔側の創は，痛みを訴える場合は口内炎用の軟膏を1日に数回塗布すれば治まってくるし，軟膏塗布をするだけで創は自然に小さくなり，1週間程度で塞がることが多い。

# 歯牙による刺創，裂創

スポーツの練習や試合中，相手選手の歯牙が顔に当たり，裂創（刺創）を受傷することはまれでない。この場合，いくら傷が小さくても創縫合はすべきではなく，テーピングも禁忌である。縫合やテーピングをして創口を閉じると，高率に感染を起こすからである。

傷が小さい場合には，受傷直後にはナイロン糸をドレナージ用に入れて表面はポリウレタンフォーム（ハイドロサイト®）などで覆っておく。翌日診察して膿貯留がなく，創周囲の圧痛もなければ，ドレナージは終了としてポリウレタンフォームで覆っておけば創は自然に閉じる。

傷が大きく開いている場合も基本的には上述の方法でよいが，患者が縫合を希望する場合は，感染を起こす危険性が非常に高いことを説明したうえで縫合する。まず創内を生理食塩水で十分に洗浄し，縫合はあまり密に行わず，点滴留置針外筒，あるいは数本のナイロン糸を留置する。翌日は必ず診察し，発赤などの感染症状が認められたら，迷わずに抜糸して開放創とする。

なお，このような創を縫合して抗生剤を投与しても，創感染はほぼ全例で起きることを経験しており，抗生剤は感染予防に効果がないと考えている。

上皮化が得られた後は遮光のためにテーピングなどを行わせる。当初は目立つ瘢痕であっても，遮光を数カ月続けることでかなり目立たなくなる。

口唇の擦過創，挫創

　口唇の擦過創，挫創では通常の被覆材は使いにくい。唾液ですぐに剝がれてしまうためだ。このような場合，白色ワセリン，あるいは口内炎用の軟膏を頻回に塗布して創の乾燥を防ぐことで治療できる。創縁の挫滅を伴う口唇の縫合創の処置も同様でよい。

　これらの塗布の目的は創面の乾燥を防ぐことなので，「1日に3回塗布」のように機械的に回数を決めるのではなく，乾かないように何度でも塗布するよう指導したほうがよい。

　白色ワセリンと口内炎軟膏（通常はステロイドを含んでいる）のいずれが良いかというと，超早期の鎮痛効果という点ではステロイドが入っていたほうが効果があるような印象だが，それ以降の鎮痛作用は両者で差はないようだ。ただ，口内炎用軟膏は小さなチューブに入ったものが市販されているため，白色ワセリンより処方しやすいというメリットがある。

　白色ワセリン単独でも効果があることから，口内炎軟膏でなく，ワセリン基材の軟膏（例：ゲンタシン®軟膏）でも同様の効果が得られると考えられる。

口腔内裂創

　口腔内裂創を縫合する際のコツは針を大きく深くかけることである。浅くかけると粘膜が裂けてしまうからだ。翌日に診察すると，縫合したはずの傷が開き，糸が外れているのをよく見かける。粘膜と皮膚では物理的強度が違っているため，皮膚を縫う感覚で粘膜を扱うと粘膜がちぎれてしまうのだ。

　縫合糸は，抜糸をしなくてすむように4-0か5-0の吸収糸で縫合することが多いが，一般的に吸収糸は完全吸収までに2～3カ月を要するため，結局，患者の希望で抜糸することが多い。本当に抜糸をせずに済ませるのであれば，超早期吸収性の吸収糸を選んだほうがよいだろう（21頁）。

顔面骨骨折に緊急性なし

　顔面骨骨折で緊急に整復しなければならない骨折はない。初診時に整復できなくても，後日改めて整復可能である。つまり，四肢の骨折と違い，顔面骨骨折は救急外傷ではない。

　顔面骨骨折でもっとも数が多いのは鼻骨骨折，下顎骨骨折で，それ以外には頬骨骨折，上顎骨骨折，眼窩底骨折（吹き抜け骨折）などがある。この中で絶対に整復しなければいけないのは下顎骨骨折と上顎骨骨折である。これらを放置すると咬合不整という機能障害を残すからだ。眼窩の吹き抜け骨折は以前，整復術を行わないと機能障害（複視）が残ると言われていて，早期の整復術が推奨されていたが，最近では，整復術なしで経過観察しても多くの症例では機能障害がないことが報告され，早期に緊急手術すべき骨折ではなくなっている。

　もちろん，顔面骨骨折を放置すると変形治癒を残すためいずれ整復は必要だが，数日以内であれば整復可能である。

顔面骨骨折の診断のコツ

　顔面骨骨折でもっとも多いのは鼻骨骨折，次いで頬骨骨折，下顎骨骨折，上顎骨骨折，眼窩底吹き抜け骨折などとなる。もちろんこれらの確定診断にはCT検査が必要だが，それぞれ特徴的な症状があるため，それに注意すれば診断は容易である。

　これらの骨折は緊急性はないので，発症数日以内にそれぞれの専門医に紹介すれば問題は生じない。ただし，いずれの骨折も発症から1週間以上を経過すると徒手整復はかなり困難になるので，その点には注意が必要である。

● 鼻骨骨折

　鼻根部への打撲が原因。鼻根部が高度に腫脹し鼻出血がある。鼻出血のない鼻骨骨折はまれである。診断が得られたら，形成外科か耳鼻科に患者を紹介する。

● 頬骨骨折

　頬部への直接的打撲が原因。同側の眼周囲の腫脹があり，同側の上口唇，鼻翼の知覚鈍麻，開口障害（口が開けない）があれば，ほぼ確実に頬骨骨折である。上口唇と鼻翼の知覚鈍麻は，骨折線が眼窩下神経孔にかかり，眼窩下神経の支配領域の知覚が低下するためである。また，開口障害は頬骨弓骨折の症状で，骨折で陥没した頬骨弓で側頭筋（頬骨弓の下を走る）の運動が妨げられていることによる。なお，教科書には同側の頬骨の陥没による頬の陥没が起こる

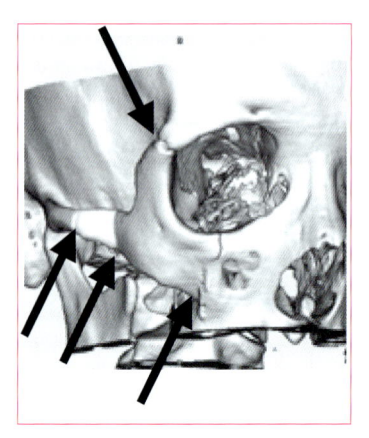

頬骨骨折の骨折部位（矢印）

とあるが，受傷直後は患部の腫脹のためよくわからないことが多いようだ。なお，頬骨骨折と診断がつけば形成外科に紹介する。

● 眼窩底吹き抜け骨折（Blowout Fracture）

　原因は眼球への直接打撲であり，症状は「上を見上げると物が二重に見える（上方視で複視が生じる）」である。これは眼球の付着する外眼筋のうちの下直筋が眼窩底の骨折部位に落ち込んでひっかかり，上方視の際にこの筋肉が邪魔して眼球が動けなくなり，複視を生じることによる。眼窩は四角錐の形状をしているが眼窩底がもっとも物理的に弱く，打撲の際にもっとも弱い部位が破綻するため，このような特異な骨折を生じる。

　なお，吹き抜け骨折は以前は早期手術の対象とされていたが，最近では手術なしに経過観察すると複視が自然に軽快することがわかり，緊急手術をすることは少なくなった。これも診断がついたら形成外科に紹介する。

● 上顎骨骨折・下顎骨骨折

　両者の共通点は，「歯牙を含む骨の骨折」である点にある。このため，両者に共通の症状は咬合不整（歯の咬み合せの変化）であり，咬合不整が見られればほぼ確実に上顎骨か下顎骨に骨折がある。こ

の場合は，形成外科か口腔外科に紹介する。

鼻骨骨折の診断

　顔面骨骨折でもっとも多いものが鼻骨骨折であり，鼻根部への打撲でしばしば発生する。臨床的には受傷原因（例：鼻を殴られた）と臨床症状（鼻根部が腫脹し，ほぼ全例で鼻出血を伴う）で診断は容易である。通常は確認の意味でX線写真を撮るが，実は鼻骨2方向のX線写真は臨床的にあまり役に立たない。骨折の有無がわかりにくいし，骨折の程度が不明だからである。また，X線写真で骨折が確認されたとしても，治療をするかどうかを判断するには鼻骨のCTが絶対に必要である。このような理由から，筆者は鼻骨骨折が疑われたら，鼻骨2方向のX線写真を撮らずに最初からCTを撮影すべきだと考えている。

　鼻骨骨折で問題になるのは鼻背の変形だけであり，よほどのことがなければ機能障害は生じない。したがって，骨折を整復するかどうかは純粋に外見だけの問題となる。このためCTで左右の鼻骨の形を比較し，整復術を行うかどうか決定するわけである。

鼻骨骨折の麻酔

　鼻骨骨折の整復には麻酔が必要で，全身麻酔か局所麻酔のいずれかが行われている。ただし，従来からよく行われている鼻腔内へのキシロカイン®のスプレーでは十分な鎮痛が得られないことが多く，患者側の評判はあまり良くない。全身麻酔は確実な鎮痛が得られるが，入院手術，あるいは日帰り手術となり，短時間で終わる整復手術のためにはいささか大袈裟な感が否めない。

　そこで局所麻酔の方法を紹介する。鼻背の皮膚から鼻腔粘膜を麻酔する方法である。鼻腔粘膜への針の進入経路は2つあり，1つは鼻骨の骨折部位を通って粘膜に達する方法（①），もう1つは鼻骨

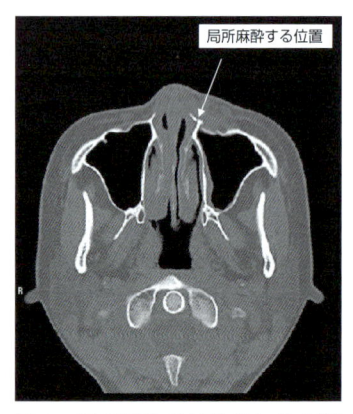

図1● 骨折部位の骨片間に針を刺し，鼻粘膜を麻酔する

第 2 章 部位別治療のコツ―顔面

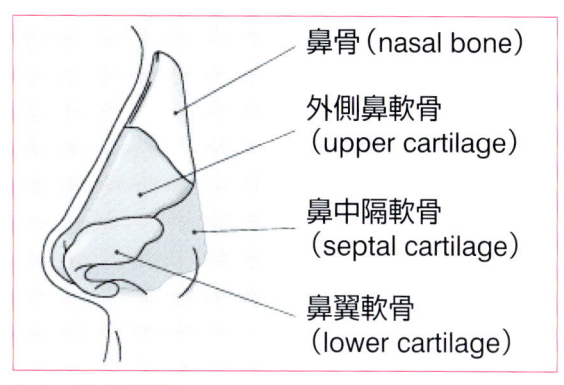

図2● 鼻の解剖図

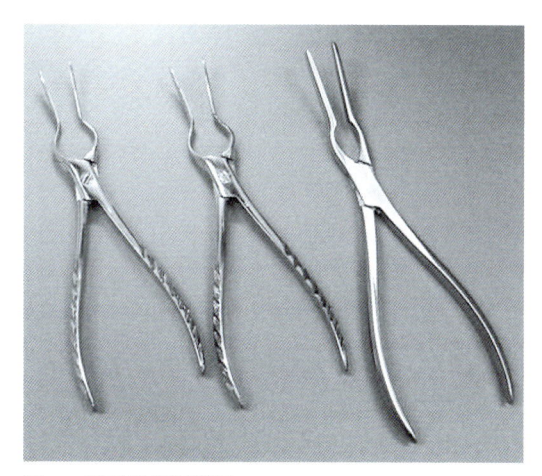

図3● 鼻骨整復用鉗子

と外側鼻軟骨の結合部分から粘膜に到達する方法である（②）。いずれの方法でも注射針は 26 G 以下の細い針を使用する。

　①の方法であるが，CT の所見と触診を組み合わせれば骨折箇所は容易に見つけられるはずだ。この部位の直上に図1のように針を刺し，0.2 ml くらい麻酔薬で皮膚を麻酔する。その後，骨折部位を針で探って骨片の間を見つけ，その間に針を進める。深く刺しすぎると鼻腔粘膜を貫いてしまうので，骨片の間に入ったあたりでゆっくりと局所麻酔薬を注入する。1％キシロカイン® であれば 1〜2 ml

ほどでほぼ完璧な無痛となり，骨折の整復も容易に行えるようになる。

②の方法もほとんど同じで，鼻骨下端を指で触って確認し，そこから針を刺入し，軟骨を貫いたあたりでゆっくりと局所麻酔薬を浸潤させる。

鼻骨裏面から鼻腔粘膜表面までの距離はほとんど1mm程度であるため，いずれの方法もきわめて繊細な手技が要求され，局所麻酔の技術的難易度は高いが，うまく麻酔できればほぼ完璧な無痛が得られ，さらにエピネフリン添加キシロカイン®を使えば整復に伴う出血もかなり抑えることができ，きわめて有用である。

上記の方法で鼻粘膜麻酔が完全に効いてしまえば，骨折整復自体は容易である。鼻骨整復用鉗子（図3）の一方を鼻腔内に挿入し，骨折により陥没した骨片を前方（患者が仰臥位の場合は上方）に引き上げるのみである。骨折直後であれば「カクッ」という手応えが感じられ，整復されたことがわかるはずだ。もしも自信がなければもう一度鼻骨CTを撮影して確認したほうがよい。

なお，鼻骨整復用鉗子は「骨折部位を鉗子で挟んで持ち上げる」ためのものではなく，鼻腔内に挿入するのは一方のみで，もう一方は鼻腔内の鉗子先端の位置（深さ）を確認するのに用いられる。

また，整復後に鼻出血がなければ，特に鼻腔内をパッキングする必要はなく，表面のプロテクター（デンバースプリント®など）装着のみで十分である。

第 2 章 部位別治療のコツ—顔面

顔面熱傷

　顔面熱傷の治療には薄めのハイドロコロイド貼付がもっとも効果的である。貼付していてもほとんど目立たないため，社会生活上も有利である。深い熱傷の場合にはハイドロコロイドはすぐに融解してしまうため，そのたびに創部を洗ってハイドロコロイドを張り替えることで対応する。外見を気にしなければワセリンを塗布した食品包装用ラップでも治療可能である。

● 症例 1　27 歳男性

　仕事中に電気の火花で顔面熱傷を受傷。直ちに当科を受診した。顔面（鼻部，右頬部，右下顎部），右頸部に水疱形成を認めた（図1）。直ちに水疱をすべて除去し，ハイドロコロイドを貼付した（図2）。翌日の状態を示すが，熱傷の状態に変化はない（図3）。受傷か

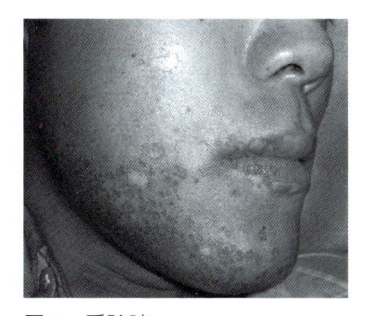

図 1 ● 受診時

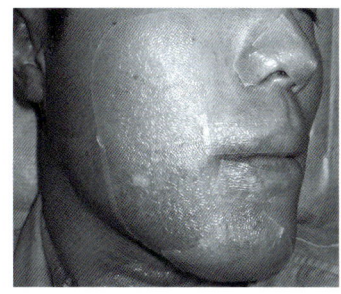

図 2 ● 水疱を除去しハイドロコロイドを貼付

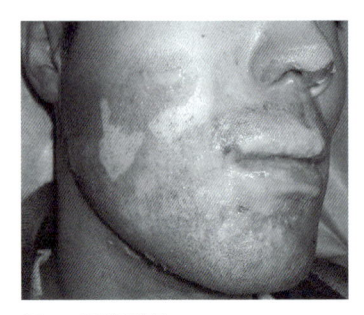

図3 ● 受傷翌日

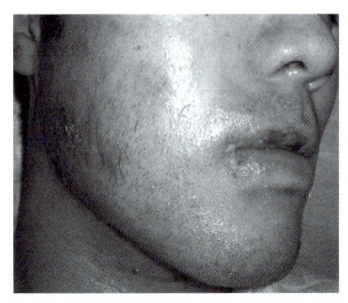

図4 ● 13日目

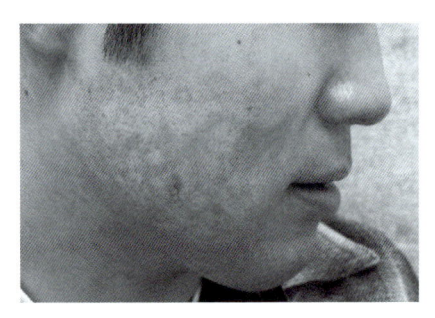

図5 ● 25日目

ら3日目に突然39度の発熱があったが経口抗生剤投与で翌日には解熱した。その後，創は順調に上皮化し，13日目には上口唇などを除いて上皮化が得られた（図4）。25日目の状態を示すが，患者は結果に満足している（図5）。

● 症例2　63歳女性

　慢性腎不全で人工透析中である。自宅でスカーフを首に巻いて調理中にスカーフに炎が燃え移り，顔面，頸部に熱傷を受傷した。透析を受けている病院を受診して処置を受け，受傷後3日目に当科を受診した。前額部全体，左頬部，両側耳介，頸部，腰部に水疱の破れている熱傷創を認めた（図6, 7）。前医ではゲーベン®クリームを塗布したガーゼで創を覆っていたため，創部をよく洗浄し，ハイドロコロイドで創面を覆い，人工透析継続のため当院入院となった。

第 2 章 部位別治療のコツ―顔面

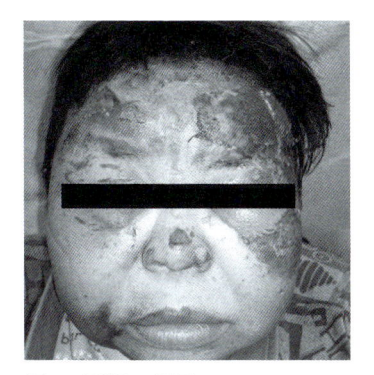

図 6 ● 受傷 3 日目

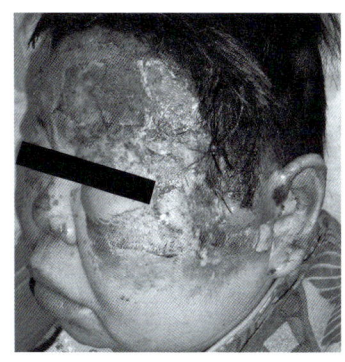

図 7 ●

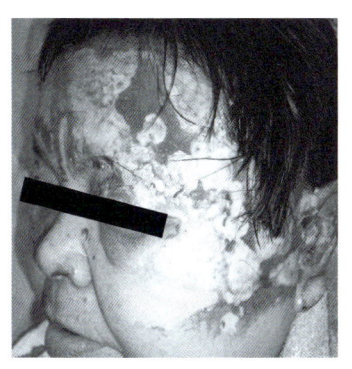

図 8 ● 受傷 6 日目

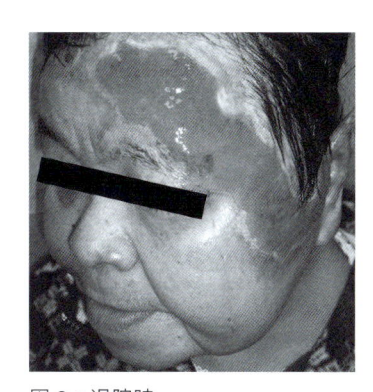

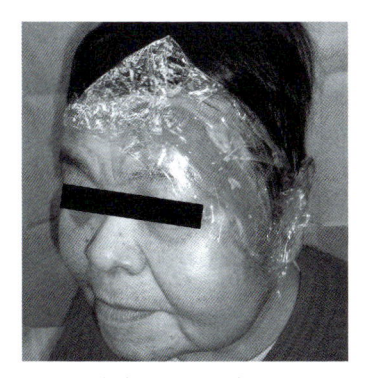

図 9 ● 退院時

図 10 ● 自宅での処置法

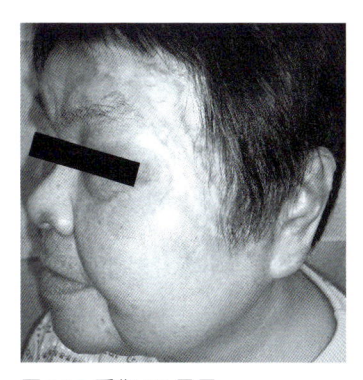

図 11 ● 受傷 88 日目

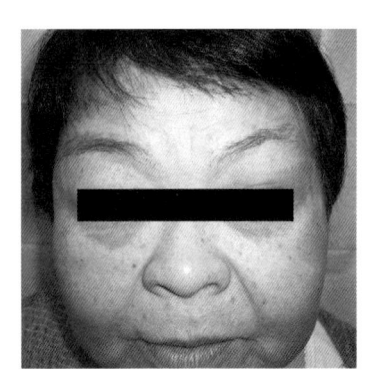

図12 ● 167日目

受傷後6日目の状態を示すが、右前額部は上皮化してきたが左前額部、両側耳介は全層壊死となった（図8）。その後は壊死組織の除去を行いつつ創部は食品包装用ラップで覆い、左前額部から左耳介全部にかけては全層皮膚欠損となったが、この状態で退院となった（図9）。自宅ではラップで創面を覆い（図10）、スカーフで隠していた。その後、受傷から88日で創はすべて上皮化した（図11）。受傷から167日目の状態（図12）。軽度の瘢痕拘縮を認めるのみで眼瞼や眉毛の運動に障害はない。

手指，趾

指（趾）の麻酔

○
○
○
○
○
○

　手指，足趾の麻酔というと初心者は難しく感じるようだが，実は指（趾）の簡単な解剖の知識があれば誰にでもできるはずだ。

● **解剖**

　指（趾）の知覚神経は4本，つまり掌側（足底側）の2本の指神経（**図1**）と，背側の2本の背側枝である（**図2**）。指神経と背側枝の支配領域を図に示す（**図3**）。これでわかるように掌側の指神経の支配領域が大部分を占め，背側枝の支配領域は指の背側の近位部のみとなっている。したがって，指のほとんどの外傷は掌側の指神経のブロックのみで治療可能であり，指背近位部に損傷が及ぶ場合には，掌側のブロックにさらに局所麻酔を追加すればいいことになる。

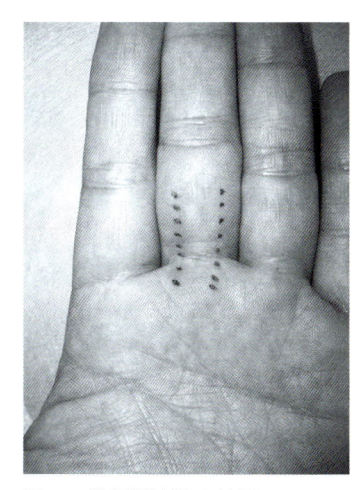

図1●掌側指神経の位置　　図2●背側枝の位置

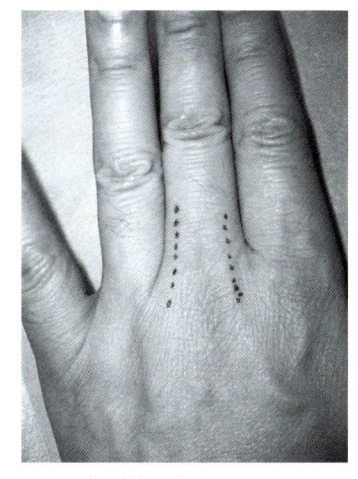

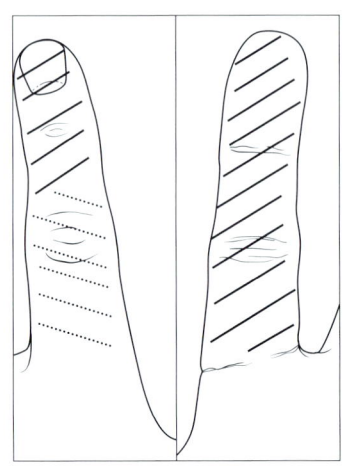

図3 ● 神経の支配領域
実線が「掌側指神経」の領域。破線が「背側枝」の領域

● 掌側ブロックの手技

　この手技については参考文献も合わせて参照していただきたい。
　掌側ブロックでは原則的にエピネフリンが入っていないリドカイン（キシロカイン®）を選択する。キシロカイン®の量は，成人男性の手の示指〜小指では1本あたり2.0〜2.5 ml，成人女性では1.5〜2.0 mlで十分である。小児の場合はこれより少量でよい。注射針はなるべく細いものを用いるべきであり26 G以下が望ましい。
　掌側指神経のブロックは，MP関節掌側の手掌指節皮線正中で行う（図4）。母指は他の指と対立位にあるため，思ったよりかなり尺側が正中であることに注意する（図5）。また，麻酔薬を浸潤させる深さは皮下数mm程度でよく，深く刺す必要はない。
　術者が右利きの場合，左手の母指と中指で麻酔をする指の基節部基部を背側から挟み込んでつまみ上げてから注射すると，針を刺入する際の痛みを少し軽減できる。また，麻酔薬の注入速度もできるだけゆっくりとしたほうが痛みが少ない。十分に麻酔がかかるまで3〜5分程度かかるため，注射のあとはゆっくり時間を置き，完全に無痛になってから縫合などの処置を行うように注意する。

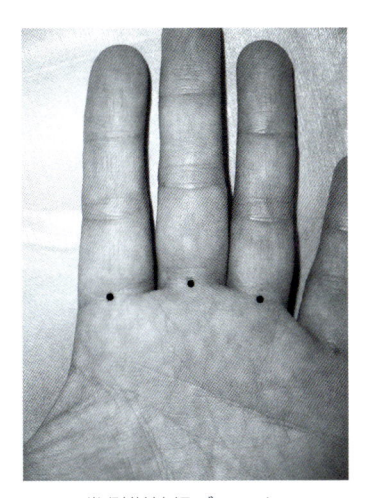

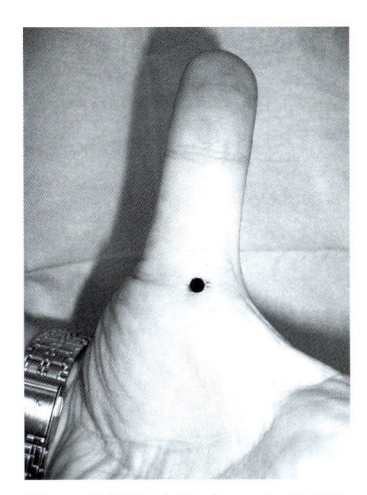

図4●掌側指神経ブロック　　図5●掌側指神経ブロック（母指）

　手の母指の場合，掌側指神経ブロックのみでは背側の無痛範囲にかなり個人差があるため，これに背側枝のブロックも併用したほうがよい．ちなみに掌側のブロックには成人男性で3～4 mlのキシロカイン®が必要である．背側枝のブロックには母指MP関節背側に2～3 mlを浸潤させるだけでよい．

● 指背の麻酔

　背側枝の支配領域の裂創などの場合，通常の局所麻酔と同じように局所浸潤麻酔がもっとも確実かつ効果的である．この時，キシロカイン®はエピネフリン入りを使用してもよい．背側枝ブロックを行ってもいいが，効くまでに時間がかかるのが欠点である．

● 足趾の麻酔

　足趾の麻酔も第2趾～第5趾は手と同じ手技でよく，MTP関節足底側の正中に皮下注射する．麻酔薬の量は1本あたり2 ml弱で十分である．
　第1趾の場合は他の指趾に比較して太いため3 ml以上のキシロカイン®が必要であり，背側枝も確実にブロックしたほうがよい．背側枝のブロックは通常の浸潤麻酔の要領で，MTP関節背側の皮下

に広く，2〜3 ml のキシロカイン®を浸潤させる。また第1趾の場合，完全に無痛が得られるまで時間がかかるので，5分以上置いてから麻酔の効果を確かめ，十分な鎮痛が得られていなければ麻酔を追加する。

● エピネフリン添加キシロカイン®は使用できないのか？

　あらゆる整形外科の教科書には，手指掌側神経ブロックにエピネフリン添加局所麻酔を使用しないこと，と明記されているのは周知の事実である。指ブロックにエピネフリン添加局所麻酔を使うと指が壊死するため禁忌である，と書いてある教科書もある。しかし，実際にエピネフリン添加キシロカイン®を手指に注射した場合，どのくらいの率で指壊死が起こるのかについて言及している論文を筆者はいろいろ検索してみたが，見つけることはできなかった。

　筆者は手の外科が専門の一つであり，数多くの手術をしてきたが，誤ってエピネフリン添加の局所麻酔薬を指ブロックに使用したことが何度かある。もちろん単純なミスが原因である。そのような場合は数時間，経過を観察したが指の循環が悪くなった症例はなかったし，壊死に陥った症例もなかった。また，多くの手の外科の専門家に私的に「エピネフリン添加局所麻酔で指ブロックしたことはあるか？」と尋ねてみると，ほとんどの人が注射した経験があり，それで何事も起こらなかったと答えてくれた。

　これだけをもって，「指ブロックにエピネフリン添加局所麻酔薬を使ってよい」というつもりはないが，少なくとも，禁忌とされるような危険性があるという証拠は見出せないのである。

　もちろん，ASO が進行した趾の麻酔にエピネフリン添加のものを使用すれば直ちに循環が悪化するだろうし（このような症例では，エピネフリンなしのものでも悪化する），血管が細くなっているヘビースモーカーにも同様の危険性はあるだろう。しかし，血管病変のない健康人の指ブロックでは，エピネフリン添加キシロカイン®をよほど大量に注射しない限り，重篤な状態にはならないようである。

　ましてや指背側のブロックや浸潤麻酔では，エピネフリン添加キシロカイン®の使用は問題ないのは明らかだろう。

参考文献
1) 園畑素樹, 他:各種 1 回注入指ブロック法の検討. 日手会誌 18: 476-479, 2001

神経は動脈を守っている

　指の外傷を治療するためには, 最低限の解剖の知識は必要だが, もっとも重要な知識の一つは動脈と神経の位置関係である. 断面で書くと図1のようになる. そこで動脈と神経の位置は,「神経が動脈を守っている」とすると覚えやすい. もちろんこの配置には合目的的な意味があると考えられる.

　指の生存にとって神経と動脈, どちらが重要かといえばもちろん動脈である. 両側の指神経が切れても指は知覚を失うだけだが, 両

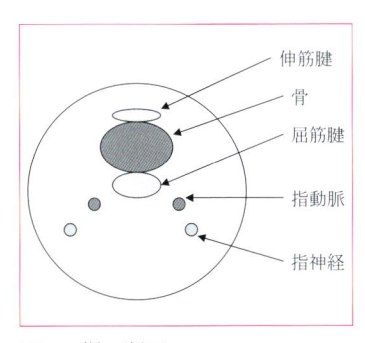

図1 ● 指の断面

側の動脈が切れた場合，指は壊死の危険性に直面する。したがって指としては神経を犠牲にしてでも動脈を守らなければいけない。だから動脈のすぐ掌側に，あたかも動脈を守るように神経が走っている。実際の臨床の場でも，深い指の裂創で神経断裂があるのに動脈は損傷を受けていない例はよくあることである。

　したがって，動脈損傷が認められたら同側の指神経は必然的に切断されていることになるし，知覚異常がない指裂創では動脈は切れていないと考えてよい。

手袋でターニケット

　指の裂創，挫創に出血は付き物だ。指は血流の良い器官なので当然である。しかし，神経や動脈の損傷の危険があるため闇雲に止血もできないし，かといって，出血を止めなければ縫合は難しい。

　このような場合，手術用ゴム手袋を用いた簡易ターニケットが非常に有用だ。簡単かつ確実な止血ができ，縫合などの処置は驚くほど容易になる。しかもきわめて安価であり，指の裂創だけでなく，指の手術にも広く応用できる方法である。

　まず，手術用のゴム手袋の指部分を切り離す（図1）。手袋のサイズは 6.5〜7.0 あたりでよい。次に，切り離した手袋の指先部分を切り，穴を開ける（図2）。穴のサイズは患者の指の太さで決めるが，成人男性の中指でも直径 8 mm くらいの穴であれば十分であり，やや小さめな感じでよい。次にそれを患指にかぶせ（図3），指の先端

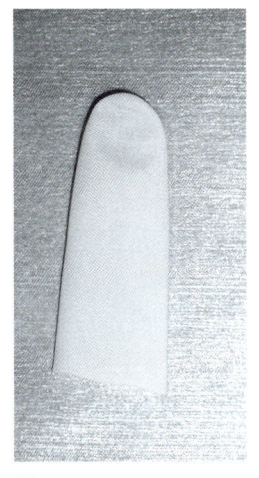

第 2 章 部位別治療のコツ—手指,趾

図1●

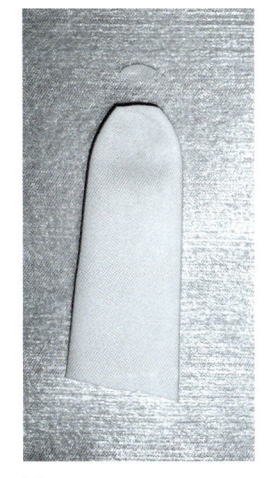

図2●

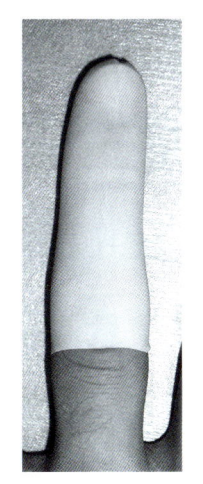

図3●

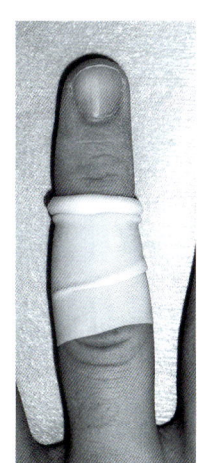

図4●

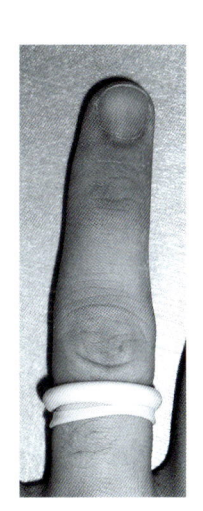

図5●

から根本に向かってたくし上げるような感じで巻いていき(**図4**),それを基節部まで行う(**図5**)。これでほぼ完璧な駆血と止血ができる。中節部から末節部にかけての裂創,骨折,神経断裂はこの止血法がきわめて有用である。

　もちろん,この操作をする前にはあらかじめ指の麻酔をして無痛

にしておく必要があることは言うまでもないだろう。

心臓に近いところを縛らない

　医学的に間違っているのが明らかなのに，なぜか一般に流布している「常識」がある。その一つが「手足の出血は心臓に近いところを強く縛る」という止血法だ。この方法は止血するどころか，逆に出血量を多くするだけであり，非常に危険である。もしも救急外来で心臓に近い部位を縛ってきた患者を見たら，それは出血を多くするだけで危険な行為だということを患者に指導すべきである。

　なぜ，心臓に近いところを縛ると出血が多くなるかについては，今更説明することもないと思うが，縛ることで静脈は閉塞するが，動脈は開存しているため，縛った部位より遠位部がうっ血状態になってしまうことが原因だ。つまりこれは，採血時に駆血帯で縛ってうっ血させて採血を容易にするのと同じ原理である。

　四肢で出血が止まらないという場合にはまず，近位部で血流をうっ滞させているものがないかを調べたほうがよい。

指節骨骨折とX線写真

　骨折の治療と経過観察にはX線写真が欠かせないが，指節骨（基節骨，中節骨，末節骨）の骨折では少し事情が異なっている。指節骨骨折ではX線上で仮骨がなかなか見えてこないからだ。X線写真で仮骨が確認できるまでに2カ月以上かかることもまれではない。もちろん，それまで骨折部位が治癒していないわけはなく，3〜4週間で骨折は治癒している。つまり，臨床上の骨折の治癒とX線上の仮骨出現までにタイムラグがあるのだ。このため，他の長管骨の骨折のつもりで「X線で仮骨が見えないので骨折はまだ治癒していない」と考えると，2カ月以上の無駄な固定を続けることになり，結果的に関節拘縮をきたすことになる。

　したがって，指節骨骨折では診断にはX線写真は必須であるが，骨折治癒の判定には無力であり，X線写真で判断すべきではない。

　では，何をもって骨折治癒とするかだが，臨床症状で判断すべきである。例えば末節骨の大多数の骨折では，3週間を経過して骨片の移動がなく（これはX線でわかる），患指を動かしても痛みがなければ骨折部位は治癒していると判断してよく，固定も不要である。

指開放骨折治療の優先順位

「骨折の治療の目的は，骨折部位の整復である」というのは一般的には正しいが，指の骨折に限れば必ずしも正しくない。指の骨折で優先すべきは皮膚軟部組織の温存であり，骨折整復と固定を優先して皮膚軟部組織の血流をおろそかにすると，結果的に指が壊死し，指を失うことになるからである。

これは，パターン分けして考えるとよくわかる。

1) **皮膚軟部組織が生きていて，骨折も整復されている場合**
   → 問題なく骨折の治癒が得られる。
2) **皮膚軟部組織が壊死し，骨折は整復されている場合**
   → 骨折整復してもその上を覆う皮膚軟部組織が壊死しているため，整復した骨も感染を起こして脱落し，指は失われる。
3) **皮膚軟部組織が生きていて，骨折は未整復の場合**
   → 骨は整復されていないが，その上を覆う皮膚軟部組織は正常のため，後で骨折を二次的に整復することは可能。
4) **皮膚軟部組織が壊死していて，骨折も未整復の場合**
   → 骨折部位を覆う皮膚軟部組織が壊死するため，早晩，骨は感染を起こし，指切断を余儀なくされる。

以上のように条件分けして考えてみると，指の開放骨折の治療成績は骨折の整復の有無ではなく，指の皮膚軟部組織の血流の有無だけであることが明らかだ。このことから，指開放骨折の治療方針は〔皮膚軟部組織の血流の温存〕⇒〔そのうえで骨折の整復，あるいは二次的に骨折整復〕の順番であり，骨折整復を優先すべきでないこ

とは理解できると思う。

　なぜこれを強調するかと言えば，ともすれば整形外科医は骨折の整復に熱中するあまり，その整復作業中に皮膚軟部組織を損傷することがあるからだ。これが下腿や上腕であれば問題はないが，指のように2本の動脈だけで生存している部位では，ちょっとした軟部組織の損傷でも指にとっては致命傷になってしまうのである。したがって，指骨折の整復をする際は，不用意に皮膚軟部組織をひねったり圧迫するような操作をしないように細心の注意を払うべきだし，骨折部位の整復に熱中するのはむしろ危険なのである。

　指の骨折の治療とは，骨折の整復をするのでなく，生きていて動く指を残すことなのだ。骨折の整復は成功しても皮膚が壊死して指を失ってしまうのは，本末転倒なのである。

手掌や手背の縫合

　手掌や手背裂創の縫合は手技的には難しくないが，創縁の皮膚の内反が起こりやすいのが難点である。このため，一見きれいに縫合してあるように見えていたのに，抜糸時に傷が開くことがまれならずある。もちろん，内反している部分が抜糸後に明らかになっただけのことなのだが，患者に不信感を持たれる原因になりかねない。これを防ぐためには，数カ所をマットレス縫合して内反を防ぎ，残りの部分を細かく単結節縫合すると創縁を内反させずに縫合できる。

なお，手掌と手背では，縫合糸痕は手掌で残りにくく手背では残りやすいので，手掌でのマットレス縫合は「大きめ，深め，強め」にしても瘢痕を残すことはほとんどないが，手背では目立つ縫合糸痕を残すため，「大きめ，強め」に縫合すべきではない。

　手掌の深い裂創では派手に出血することが多いが，止血のために電気メスを使うのは危険だ。神経損傷などの合併症を起こしてしまう危険性が高いためである。手の深い裂創に伴う出血では，まず出血部位を軽く圧迫して止血し（強く圧迫するとかえって止血が得られない），その後に皮膚縫合のみ行ったほうが安全である。

切断指・指尖部損傷の治療方針

● 1．骨露出がない場合

　包丁などでの損傷の多くがこれにあたる。この場合は，直ちにアルギン酸塩被覆材（カルトスタット®やソーブサン®）で創面を覆い，翌日からは「水仕事をしなければいけない人はハイドロコロイド（デュオアクティブ® ET など）」，「力仕事系ならポリウレタンフォーム（ハイドロサイト®）」に変え，1 日に 1 回，ドレッシングを交換する。

　なお，初診時に創面を洗う必要はない。洗っても痛みを与えるだけである。もしも創面が汚染されて洗浄する必要性がある場合は，局所麻酔をして無痛にしてから洗うべきである。

第2章 部位別治療のコツ―手指,趾

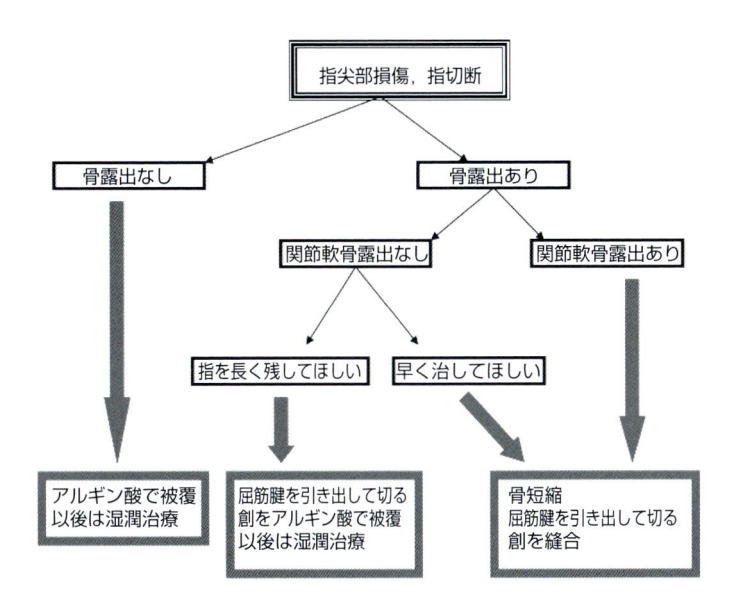

```
                    指尖部損傷,指切断
                    ┌──────┴──────┐
                骨露出なし         骨露出あり
                    │         ┌──────┴──────┐
                    │     関節軟骨露出なし   関節軟骨露出あり
                    │     ┌──────┴──────┐       │
                    │ 指を長く残してほしい 早く治してほしい │
                    ↓         ↓             ↓         ↓
            アルギン酸で被覆  屈筋腱を引き出して切る  骨短縮
            以後は湿潤治療    創をアルギン酸で被覆   屈筋腱を引き出して切る
                            以後は湿潤治療        創を縫合
```

　なお,翌日には肉芽が創面を覆い洗っても痛みはほとんどなくなるため,創周囲の皮膚の汚れを落とす目的でドレッシング交換のたびに洗う。この時も創面を洗うというよりは創周囲の皮膚を洗うことが主目的である。

● 2．関節軟骨が露出している場合

　関節軟骨表面には血流がないため,いくら湿潤治療を行っても肉芽が上がってくることは望めない。したがって,湿潤治療で保存的に治療をする場合には,局所麻酔下に軟骨と骨を削ってからアルギン酸塩被覆材を貼付する。あるいは,軟骨を削る操作で創縫合(つまり断端形成)が可能であれば創縫合する。

　関節軟骨が露出している場合,創面には必ず屈筋腱が露出しているが,この状態で湿潤治療を続けていると化膿性腱鞘炎を起こすことがあるので,湿潤治療をするのであれば屈筋腱を十分に引き出して切除短縮してから行うべきである。

● 3．骨が露出していて，指をできるだけ長く残してほしいという希望がある場合

　そのままアルギン酸で覆い，その後は被覆材で湿潤療法を続ける。もしも骨が突出していたら，その部分だけ切除する。骨は創面より数 mm 短い程度で十分なようだ。屈筋腱は引き出して切除する。

● 4．軟骨でない骨が露出していて，できるだけ早く治してほしいと希望がある場合

　骨を削って短縮して創縫合，つまり通常通りの断端形成を行う。

● 5．受傷後，半日以上経過して受診した場合

　この時もやはり屈筋腱が問題になる。つまり，DIP 関節部より近位での切断である。この場合，屈筋腱表面には常在菌が付着しているため，屈筋腱をそのままにして湿潤治療をすると化膿性腱鞘炎を起こしてしまう。もちろん，屈筋腱を引き出して切断すればその可能性を少なくできるが，それでも発生をゼロにすることは難しい。

　このような場合は，骨短縮と創面のデブリードマンを完全に行い，そのうえで屈筋腱を可能な限り長く引き出して切断してから断端形成するしかないようだ。この場合でも患者には化膿性腱鞘炎の発生の可能性があることを十分に説明しておいたほうがよい。なお，このような化膿性腱鞘炎はその発生機序から考えて，抗生剤投与をしても発生を防げないと思われる。

切断指の処置

　指の完全切断では再接着術を行うが，現在では専門医が行えばほぼ成功する手術となっている。手術は骨折部をワイヤーなどで固定し，切断された動脈，次いで静脈を吻合するが，ここで良好な血液循環が再開されれば手術はほぼ成功したも同然である。

　この手術が成功するかどうかのかなりの比重を占めているのが，受傷現場から病院までの切断指断端の保存方法である。ここで間違った方法で保存・搬送されると再接着術の成功率はかなり低くなる。

　切断指断端の保存・輸送の原則は「乾燥させない，過度に湿潤させない，温めない，凍らせない」ということに尽きる。要するに，断端の乾燥や凍結による壊死を防ぎ，同時に組織代謝を抑えているわけである。具体的な方法は次のようになる。

①切断指断端の汚れはざっと洗って落とす程度でよい
②水道水で濡らして絞ったガーゼ（タオル）に断端を包む。過度にガーゼが湿っていると断端部の組織が浸軟してしまう
③上記のガーゼをビニール袋に入れ，口を固く縛る
④氷の浮いている水にビニール袋を入れ，この状態で搬送する。氷の量が多いと切断断端が凍結するので入れすぎないこと

　なお，受傷から手術開始までにどのくらいの時間まで再接着が可能かというと，保存状態さえよければ受傷後24時間くらいであれば生着する場合が多く，50時間以上経過しても手術に成功したという報告も珍しくない。

この手術を積極的に行っている医師が行えば「爪の根元」の高さでの切断ならほぼ確実に生着するだろうし，「爪の真ん中より遠位」での切断であっても高い成功率を報告している施設は少なくない。

爪下血腫

● 病態

　爪下血腫は救急外来で診察する機会の多い外傷である。原因としては車のドアに指を挟んだ，重いものを持っていて指に落としたなどが多く，爪（爪甲）が黒くなり，疼痛が非常に強いのが特徴である。血腫は通常，爪の基部に発生し，爪甲と爪床の間にできる。疼痛が強いのは末節骨と爪甲という固い組織が作る狭い空間に血腫が形成され，圧力の逃げ場がなくなるためであろう。

● 治療の主目的

　爪下血腫の治療の目的は血腫の除去と血腫再発予防である。血腫の除去のためには，血腫ができている場所に最短距離で到達できる部位からアプローチするのが理に適っている。指の断面図（図1）を見てもわかる通り，「爪に穴を開ける（開窓する）」ことしかないことは明らかである。また開窓する部位は血腫にもっとも近い場所，つまり「爪半月」が最適であることがわかる。

　また，血腫再発を防ぐためには持続的ドレナージと圧迫が必要で

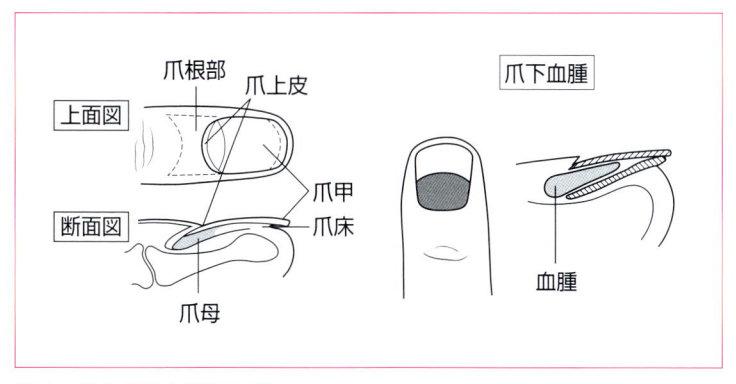

図1 ● 爪の構造と爪下血腫

ある。

● **治療手順**

1) 患指を麻酔し，ゴム手袋で駆血・止血する（図2，3）。
2) 爪半月の部分を開窓する。
3) 数本のナイロン糸をドレナージ用に挿入し（図4），絆創膏で固定する（図5）。
4) ポリウレタンフォームなどで覆い圧迫する（図6）。

● **注意点**

まず局所麻酔を行う。爪甲自体は神経が分布していないため無痛だが，爪床は非常に知覚が敏感で，わずかな刺激でも激痛となるため，安全に治療するためにも麻酔は絶対に必要である。十分に局所麻酔が効いたら，手術用手袋を利用した「指用ターニケット」を行う。これをしないと出血のために操作を誤ることがある。

爪甲基部（爪半月）を開窓するが，この時は，太い注射針（18Gの針がよい）で数カ所穴を開け，その穴を先の鋭いハサミ（眼科用クーパーなど）で広げる。爪半月の部分は爪甲が薄いため，眼科用クーパーでも容易に開窓できるはずだ。

ここに，ナイロン糸ドレナージを留置する。糸の方向は「遠位から近位」であり，爪母部分のドレナージを確実に行う。ナイロンの

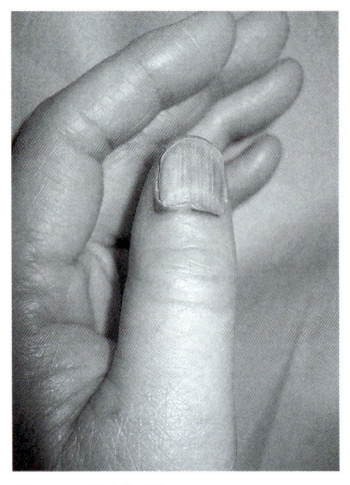

図2 ● 爪下血腫

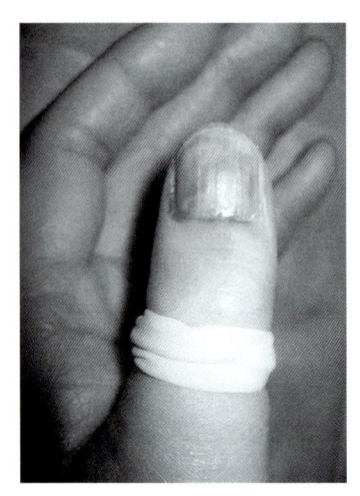

図3 ● ゴム手袋で駆血・止血する

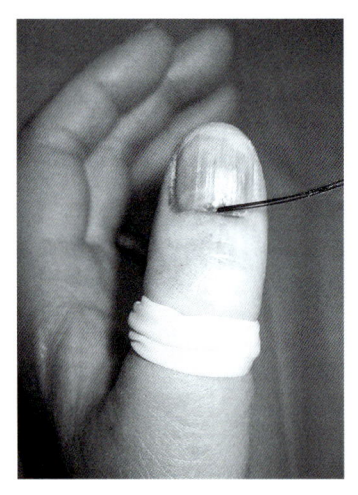

図4 ● ドレナージ用にナイロン糸を挿入する

図5 ● 絆創膏で固定する

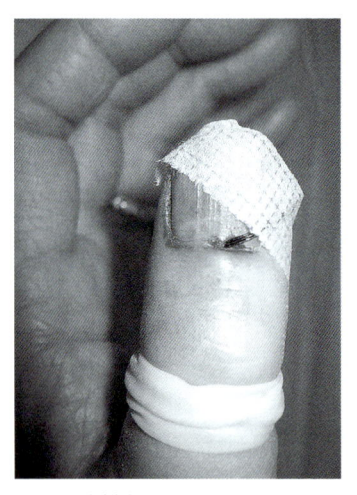

本数は3本以上あればよいようだ。ナイロン糸の固定は絆創膏で行い，その上をポリウレタンフォームで覆う。ガーゼより確実に持続的ドレナージができるからである。

　翌日は必ず診察し，ナイロン糸を除去して患部を水道水で丁寧に

第 2 章 部位別治療のコツ—手指，趾

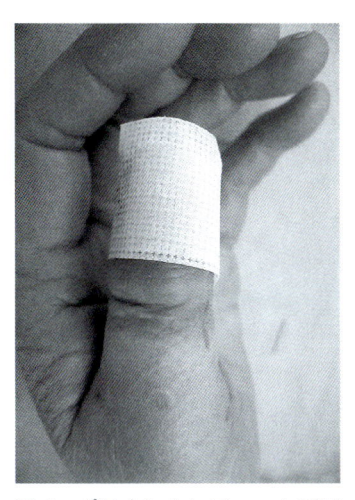

図 6 ● ポリウレタンフォームで覆い圧迫する

図 7 ● 治療終了

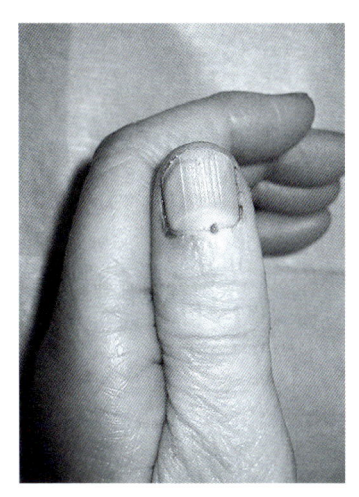

洗う。この時点で血腫再発がなければナイロン糸挿入は不要で，小さく切ったポリウレタンフォームを患部に当て，軽く圧迫する。3日経過して血腫形成がなければ，それ以降の血腫再発の危険性はきわめて低いため，通院終了としてよい。

　また，爪が黒くなくても爪の基部（爪母）に血腫形成している場合がある。この時は，両手示指で爪基部の皮膚を触診し，波動を触れるとか圧痛がある場合は血腫形成と考え，積極的に開窓すべきである。

　ちなみに爪甲は爪母，つまり爪半月の 5 mm ほど近位部で作られる。このため，この部分が損傷されなければ爪は剝がれてしまってもまた生えてくる。

爪甲裂創

　ドアなどに指を挟まれ，爪（爪甲）が横割れしている患者の治療は，実は爪甲はどうでもよく，爪甲を縫合しても意味がない。問題は爪床（爪甲の下の組織）がどうなっているかであり，治療対象は爪甲ではなく爪床である（図）。

　鈍的外傷による爪甲裂創（断裂）があればほぼ確実に爪床裂創があり，このような爪床裂創にはかなりの確率で末節骨骨折を合併している。だから，爪床断裂，末節骨骨折を治療しなければ意味がない。

　実際の治療は，局所麻酔下に丁寧に爪甲を抜去して爪床裂傷があることを確認する。このとき，爪甲抜去を乱暴に行うと爪床をさらに損傷させるので注意する。通常は，爪床裂創部に末節骨骨折部が露出しているので直視下に骨折部を整復できる。そのうえで 4-0 か 5-0 のモノフィラメントの吸収糸で爪床を縫合し，アルギン酸塩被覆材を貼付して接着剤付きフィルムで密封する。骨折部の保護のためにシーネを当てるが，これは 1 週間程度ではずしてよいようだ。翌日，アルギン酸塩を除去し，出血がなければポリウレタン

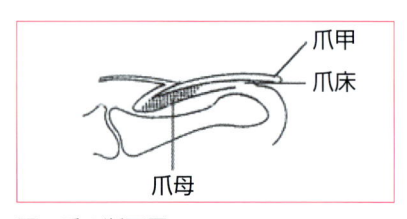

図 ● 爪の断面図

フォーム被覆材に変える。ポリウレタンフォームは毎日交換するが，通常は 10 日前後で爪床は自然に上皮化し，それ以後はドレッシングは不要となる。

指掌側の腱が露出したら

　指掌側の基節部〜中節部の皮膚軟部組織欠損で屈筋腱が露出した場合の処置は，湿潤治療で保存的治療をするのであれば，まず可及的速やかに腱の上を脂肪組織などで覆い，そのうえで治療をしなければいけない。腱を露出させたままで湿潤治療を行うと腱の表面に常在菌が定着し，それが化膿性腱鞘炎を起こす可能性が高いからだ。化膿性腱鞘炎はいったん発症すると難治であり，手掌に及ぶと手指の機能障害を残す確率が高く，その発症の予防には細心の注意を払う必要がある。

　もちろん，屈筋腱露出のない皮膚軟部組織欠損であればそのままアルギン酸塩被覆材を貼付してよいが，屈筋腱がわずかでも露出している場合は手の外科の専門医に連絡すべきである。

　なお，同部位の伸筋腱の露出についてはこのような危険はなく，被覆材による保存的治療が可能である。

手背の歯牙による裂創

　喧嘩などで殴りかかった側の拳が相手の歯に当たり，MP 関節背側などに裂創を受傷することはまれではないが，この場合の治療は動物咬傷と同様に考える。つまり，創縫合は行わず，ドレーン（細く切ったペンローズドレーンやナイロン糸など）を創内に留置して感染を防ぎ，創口は縫合しない。傷が大きい場合にはやむを得ず縫合することもあるが，その際もドレーンの留置は必ず行う。

　ドレーンからの浸出液と創周囲の発赤もなくなったらドレナージは終了とし，それ以後はポリウレタンフォームなどの貼付を続けることで創閉鎖が得られる。たとえ伸筋腱の一部が露出していても湿潤治療を続ければ腱の上に肉芽が上がり，創は自然に閉鎖し，指の運動に障害を残すことはない。

　したがって，このようなタイプの裂創での感染を防ぐのにもっとも重要なことは病歴聴取である。

指外傷の緊急性

　手指にはさまざまな外傷があるが，本当に1分，1秒を争う外傷と言えば再接着を要する完全切断と不全切断しかない。その他はたとえ骨折，神経断裂，腱断裂であっても緊急を要するわけではなく，救急の場ではとりあえず止血ができて感染を防ぐ処置さえできていれば，翌日，専門医に送っても治療にはなんら支障はない。腱断裂や神経断裂は受傷から数日後でもまったく問題なく再建できるし，特に神経断裂に関してはさらに日時をおいても治療成績にそれほど大きな差は生じないようである。同様に，指骨折に関しても数日以内であれば問題なく整復できる。

　なお，開放骨折（皮膚断裂を伴う骨折）は，初診の場で整復せずに後日専門医に紹介する場合でも，とりあえず皮膚の裂創だけは縫合しなければいけない。このような開放骨折で皮膚を縫合せずにアルギン酸塩などの被覆材で治療すると，創面に定着した常在菌により骨髄炎を起こす危険性があるからである。

手荒れ，主婦手湿疹の治療と予防

　手荒れはさまざまな原因で起こり，その種類には次のようなものがある。
・医療関係者の頻回の手洗いによる手荒れ
・消毒薬による接触性皮膚炎に起因する手荒れ
・中性洗剤を使った洗いものによる主婦手湿疹，美容師の手荒れ
・ひび，あかぎれ，アトピー性皮膚炎

　これらは比較的簡単に治療・予防することができる。具体的な方法は次のようになる。

①手に小さじ半分くらいの白色ワセリン（あるいはプラスチベース）をつける
②手背，手掌，手指などに十分時間をかけてもみ込む。荒れている部分は特に念入りに行う
③乾いたペーパータオルなどでべたつきを拭き取る

　要するに，車や床のワックスがけを手に行っているようなものである。ペーパータオルで拭き取ると油がすべて取れてしまうような気がするが，実際に手を洗ってみると手の表面は水をはじき，油分の皮膜ができていることがわかる。1日数回行うことで，手荒れは予防できるし，いったんできてしまった手荒れやひび・あかぎれの治療としても有用である。就寝前に，この「手のワックスがけ」を行ったうえにプラスチック手袋をはめて寝ると，さらに効果的である。

　さらに，手や指以外の部位の乾燥肌や皮膚のかさつき，成人のア

トピー性皮膚炎の治療としても有用であり，応用範囲は広いと思われる。

手・指の熱傷

　手指の熱傷治療は，ワセリンを塗布したラップで覆う方法がもっとも簡便で，かつ治療効果があるが，熱傷面積が小さい手指熱傷ではハイドロコロイドで治療すると手指が普通に使えるようになり，便利である。また，創が深く浸出液が多い場合にはポリウレタンフォーム貼付も効果的である。

　同様に，ディスポーザブルのプラスチック手袋も有用である。手袋の内側にワセリンを塗布して患肢にはめ，その上から包帯を巻くという方法である。傷のない部位を露出するようにすれば手を自由に使えるようになり，QOLは格段に向上する。また，手袋の内側には潤滑用の粉（タルク）が付着しているので，手袋を裏返しにしてから貼付する。ただしこの方法は，受傷直後には行ってはいけない。直後は，その後どのくらい浮腫が生じるかが予測できないからである。このため，ラップで数日間治療し，浮腫が増悪しないことを確認できた時点から大きめの手袋を用いて治療を開始したほうがよい。

　現在の熱傷治療の常識では，手背は皮膚が薄いために熱傷が深くなりやすく，早期からのデブリードマンが奨励されているが，手背であっても早期にデブリードマンを行う必要はない。一見深く見え

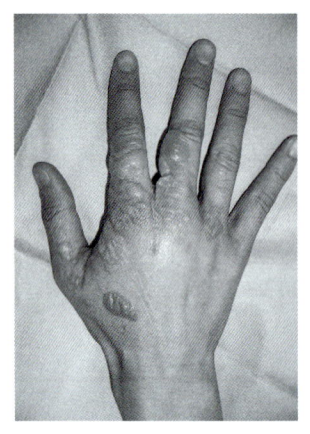

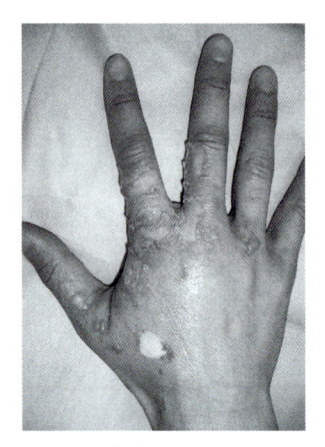

図1 ● 受診時 図2 ● 水疱膜切除

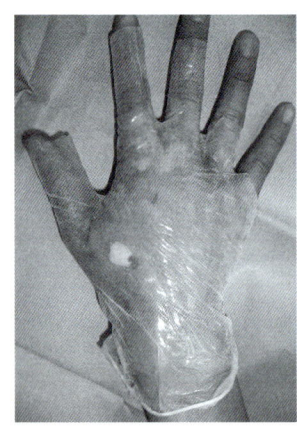

図3 ● プラスチック手袋で創を被覆

ても，湿潤状態を保っていればそのまま上皮化する例がほとんどだからである。

　手指熱傷では機能障害が常に問題になるが，これも「熱傷の痛み」のない治療をすることで予防できる。痛みがなければ患肢も通常通りに使用できるからである。

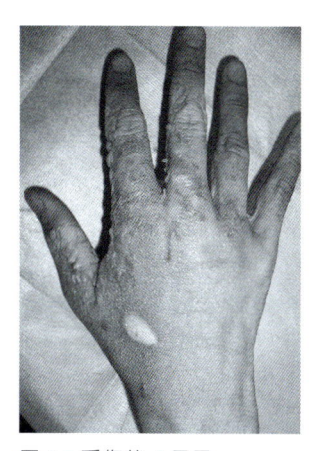

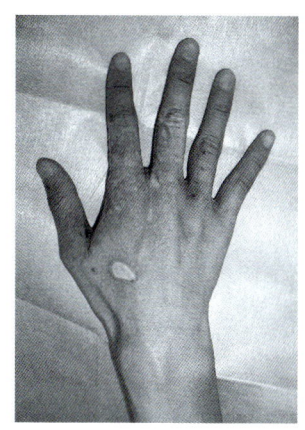

図4 ● 受傷後4日目　　図5 ● 受傷後12日目

● 症例1　30歳男性

　自宅でてんぷら油に火がつき，消火しようとして顔面と右手に熱傷を受傷し，直ちに当院救急外来を受診した。救急室ではワセリンを塗布したラップで処置をしている。翌日当科を受診した（図1）。右手背，右母指，示指，中指背側に熱傷水疱を認めた。直ちにすべての水疱膜を切除し（図2），腫脹が軽度だったためプラスチック手袋で創を被覆した（図3）。手袋は環指と小指部分を切離し，母指，示指，中指の指尖部を切離して指先を使えるようにした。受傷後4日目の状態を示す（図4）。皮膚の角化層がふやけているが，これは鑷子でつまむと容易に除去できる。創面を覆っているゼリー状の膜も除去した。受傷12日目で手背近位部を除きすべて上皮化した（図5）。ROMに左右差はない。

● 症例2　57歳男性

　孫と花火をしていて花火の炎で右手に熱傷を受傷し，直ちに当院救急外来を受診した。救急室ではワセリンを塗布したラップで創部を覆い，翌日，当科を受診した（図6）。右手関節部屈側から母指球にかけて水疱形成があり，手関節部の水疱は破れていた。直ちにすべての水疱膜を除去し（図7），プラスチック手袋を使用した。手袋

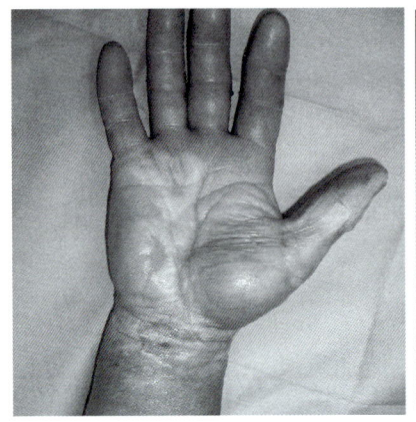

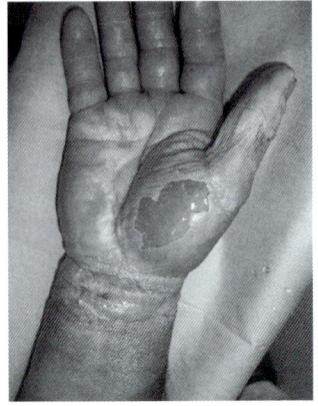

図6 ● 受診時

図7 ● 水疱膜除去

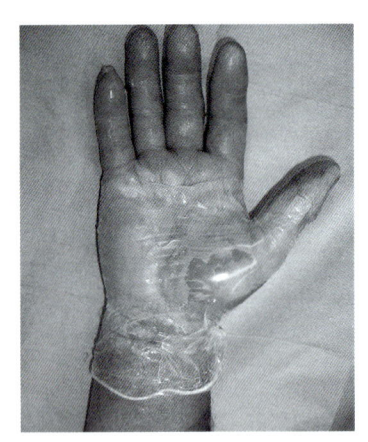

図8 ● プラスチック手袋で覆う

は手掌遠位部分をすべて切除し，手掌近位から母指のみを覆うようにした（図8）。受傷後7日目の状態を示すが，母指球部，手関節部ともに急速に上皮化していることがわかる（図9）。受傷後10日目で完治した（図10）。

第 2 章 部位別治療のコツ―手指,趾

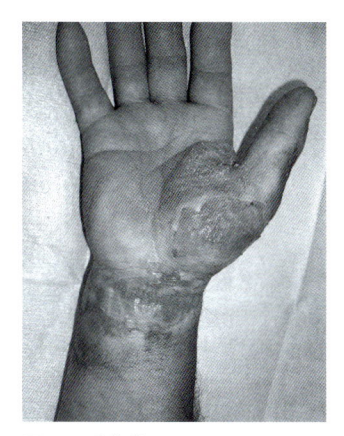

図 9 ● 受傷後 7 日目

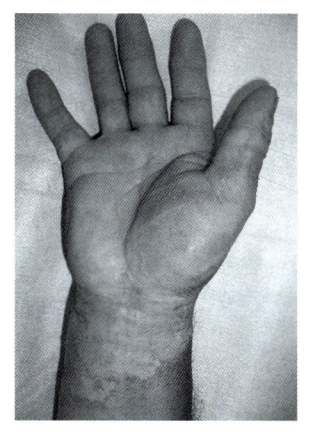

図 10 ● 受傷後 10 日目

体幹

会陰部，肛門部潰瘍

　会陰部や肛門周囲部の皮膚潰瘍，表皮剝離などの治療にも創傷被覆材（ハイドロコロイドやポリウレタンフォームなど）は有効だが，貼付しにくかったり剝がれやすかったりするため，実際の治療に難渋することが多い。これらはパンツ型の紙おむつ（あるいは生理用ナプキン）と接着剤付き透明フィルム材で治療材料を作ることで，簡単に解決できる。

　作り方は簡単で，紙おむつ（ナプキン）の患部に当たる部分にフィルム材を創よりやや広めに張り，フィルム材の表面に白色ワセリンを塗布し，ワセリンがついた部分を患部に当てるだけである。パンツ型の紙おむつなら直接はいてもらい，生理用ナプキンなら下着に固定して使用する。紙おむつ（ナプキン）が汚れたら新しいものに交換する。

　このようにすると，創面は湿潤に保たれ，余分な浸出液はフィルム材の脇からおむつ（ナプキン）の吸収体が吸収してくれるため創周囲の皮膚が過度に湿潤になることもなく，また，皮膚に直接，絆創膏固定しなくてもいいので絆創膏による損傷（絆創膏まけ）も起こらない。

　この方法はもちろん，会陰部以外の創でも利用できる。特に有用なのが車いす生活で発生する坐骨結節の褥瘡の治療である。パンツ型の紙おむつの褥瘡に当たる部分にフィルム材を貼付し，それをはいてもらう。特に安静にする必要はなく，時々，プッシュアップをするなどの注意を怠らなければ，車いすによる日常生活を続けていても創は自然に上皮化する。

術後縫合創離開

　手術の術後合併症でもっとも多いものが創感染と創離開である。特に，下部消化管穿孔による汎発性腹膜炎の術後には，かなりの率で創感染が起こり，その結果として創離開の状態になる。この治療法については定まった方法はなく，治療に難渋することが少なくない。また，傷が治らないために長期入院を余儀なくされることも多い。

　しかし，湿潤治療を応用すれば，実はこれは簡単に治療でき，治療に患者が納得してくれれば外来通院での治療が可能となる。使用するのは別項で説明した「穴あきポリ袋＋紙おむつ」であり，他の薬剤，治療材料は基本的に不要である。

　ここでは，腹部縫合創離開を例に治療法を説明するが，その他の手術での創感染や創離開（開心術後の縦隔炎，乳癌術後の皮膚壊死，婦人科手術後の創感染，四肢の術後の創離開など）でももちろん同じ方法で治療できる。

● 症例

　40代女性。急性の腸閉塞で下部消化管の悪性腫瘍による閉塞の診断で開腹術を受け，S状結腸癌の診断を得た。手術はS状結腸切除を行ったが，術後3日目頃より発熱と腹部の創縫合部の発赤が出現し，皮下膿瘍を疑われた。縫合糸をすべて抜糸し，創を解放し，膿汁の流出を認めた。抗生剤点滴を行い，創部は生理食塩水に浸したガーゼで覆うのみとし，翌日には解熱した。感染症状が完全に治まっ

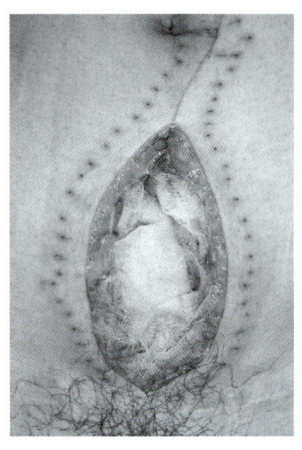

図1 ● 術後8日目当科初診時

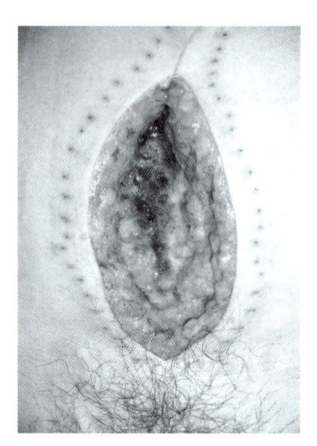

図2 ● 生食ガーゼを除去した創面

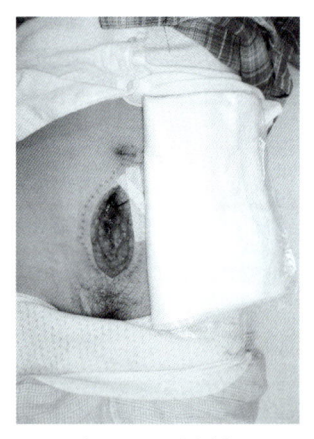

図3 ● ドレナージを挿入　穴あきポリ袋＋紙おむつで創面を覆う

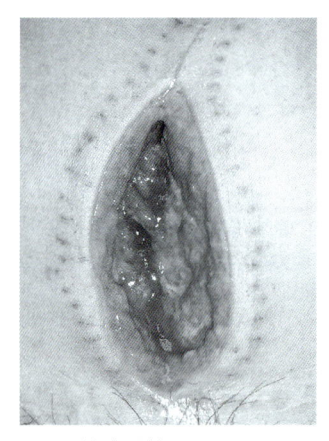

図4 ● 治療開始3日目

た時点で離開創の治療のため，当科紹介となった。当科治療開始以後，抗生剤は投与していない。

　術後8日目の当科初診時の状態（**図1**）。下腹部正中切開創で創内には生食ガーゼが充填されていた。それを除去したところ，創面は

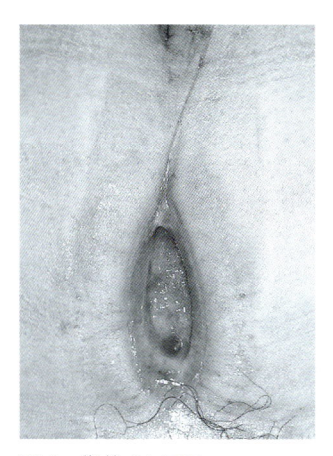

第 2 章 部位別治療のコツ―体幹

図 5 ● 術後 24 日目

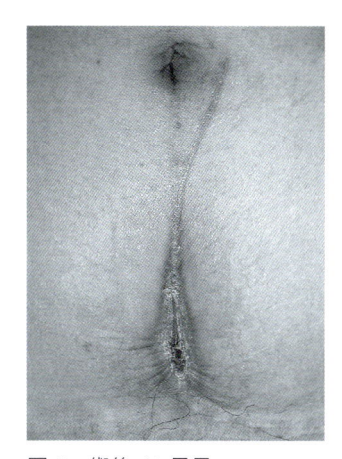

図 6 ● 術後 46 日目
創は閉鎖した

きれいで感染症状はなく，縫合糸の露出もなかった（図2）。創の頭側に深さ 4 cm ほどのポケット形成があり，ここにナイロン糸をドレナージ用に挿入し，創面を「穴あきポリ袋＋紙おむつ」で覆った（図3）。治療開始 3 日目の状態を示すが，良好な肉芽形成が得られていることがわかる（図4）。この間，シャワー浴を毎日行い，創周囲の皮膚をよく洗うように指導し，石鹸やシャンプーも通常通りに使用させた。創内は洗い流す程度とし，それ以上の洗浄は行っていない。創内にガーゼを入れることはせず，軟膏類も一切使っていない。

　この時点でいつでも退院可能であることを説明し，治療原理，処置方法について十分に指導し，術後 14 日目に退院となった。以後は週 2 回の外来通院とし，自宅で 1 日 1 回，ドレッシング交換をするように指導した。術後 24 日目の状態を示す（図5）。創は 46 日目に完全に閉鎖した（図6）。

● 治療法のポイント

　①創内に残っている壊死組織は切除するが，ピンセットでつまんで簡単に除去できそうなものを切除する程度でよく，出血させてまでデブリードマンを行う必要はない。創面に固着している

壊死組織は湿潤状態を保っておけば自己融解して簡単に除去できるようになる。
②筋膜縫合をしている縫合糸の扱いであるが，術後3週間を経過すれば抜去しても筋膜が離開することはないようだ。モノフィラメント吸収糸の場合は抜去せずに経過観察してもいいが，絹糸のような非吸収性縫合糸は必ず抜去する。
③シャワー浴（あるいは入浴）は1日に1回は必ず行う。その際は，創周囲の皮膚の汚れを落とすことが目的であり，創内の洗浄は軽く行う程度でよい。
④創内にガーゼを詰める必要もなければ，感染期であっても抗菌剤含有軟膏（ゲーベンクリーム®など）は不要である。また，被覆材（ポリウレタンフォームやハイドロゲルなど）を創内に詰める必要もない。
⑤深い瘻孔やポケット形成がある場合はドレナージを行う。ドレナージを行っても瘻孔が浅くならない場合は，深部の縫合糸が原因である確率が高いので，外科的除去を考える。
⑥創面が肉芽で平坦になれば，その後は急速に肉芽収縮が進み，通常は線状瘢痕の状態で治癒する。
⑦肉芽が皮膚面より盛り上がって，創上皮化がストップすることがある。この場合はストロングタイプのステロイド軟膏塗布が著効を示すことが多い。あるいは，外科的に肉芽を切除してアルギン酸塩被覆材で覆ってもよい。
⑧瘢痕拘縮や肥厚性瘢痕が発生した場合は形成外科に紹介する。
⑨蜂窩織炎が起きていなければ，抗生剤を投与する必要はない。抗生剤は蜂窩織炎の症状が明らかな場合か，発熱などの全身性の症状がある場合にのみ投与する。
⑩創面（肉芽面）を細菌培養するとほぼ全例でMRSA（あるいは黄色ブドウ球菌）が検出されるが，感染症状がなければ気にする必要はない。これは単なる菌の定着（colonization）であり，MRSA用の抗生剤を投与すべきではない。創面の細菌培養は原則的に不要である。

下腿

「弁慶の泣き所」は
トラブルが多い

　俗に「弁慶の泣き所」と呼ばれている部位がある。下腿前面の脛骨が皮下直下に触れる部位である。あの強い武蔵坊弁慶でもここを打撲すると痛みで泣いた，ということから命名されたようだ。アキレス腱と並んで，見事な命名である。ここは骨に直接打撃が加わるために痛みが強いのだが，実はこの部位は外傷を扱う外科医や整形外科医にとっても悩みの多い部位なのである。創感染や治癒遅延など，さまざまなトラブルが多く発生するからだ。実際，筆者もこれまで何度も痛い目に遭ってきた。

　それは，皮膚の損傷より皮下組織の損傷がひどいことが多く，見た目と実際の重傷度が乖離していて，初診時には重傷度の判断が難しい点にこの問題の本質がある。このため，抜糸後に創離開が生じたり，受傷数日後に突然創感染を起こしたり，治療経過とともに皮膚壊死が進行するように見えるなど，さまざまな合併症が起きるのだ。また，日常生活のためには歩行せざるを得ず，患部の安静を保つのが難しく，さらに，重力により血液がうっ滞しやすいというのも合併症を多くしている理由ではないかと思われる。

　なぜ，高度の皮下組織の損傷が起こるかと言えば，皮下組織が薄いという解剖学的な弱点と，歩行中に転倒すると，皮下組織は骨と固いものの間に挟まれて挫滅され，これに「ずれ」の力が加わるため，広範な皮下組織の剝離を生じ，その結果として皮下組織の壊死と死腔ができてしまうからだろう。これが遅発性の感染源となり創感染を発症するものと思われる。

　以上の理由から，この部位の裂創は，鋭利な刃物による単純裂創以外は皮下組織の挫滅を伴っていると考えたほうがよい。したがって，単純裂創以外の裂創（＝鈍的外力による裂創）では初期治療の

段階から，適切な処置を取るべきである。

● 症例1　40代女性

　歩行中に側溝に転落して右下腿を打撲し，下腿前面中央に裂挫創を受傷。直ちに救急外来を受診した。救急室では創内を生理食塩水で洗浄し，創縫合を行い，抗生剤を処方した。5日後，突然創部の疼痛が発生したため当科を受診した（図1）。創部を中心に発赤と圧痛を認めた。直ちに縫合糸を抜糸し，脂肪組織や筋膜を縫合している縫合糸も抜糸したが，深部に大量の血腫が溜まり死腔となっていた（図2）。血腫を用手的に排除し，ナイロン糸10本をドレナージ用に留置し（図3），ポリウレタンフォームで表面を覆った。12日後には死腔は肉芽で埋まり（図4），33日後に完治した（図5）。

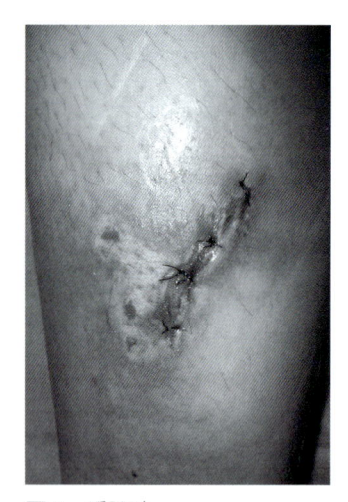

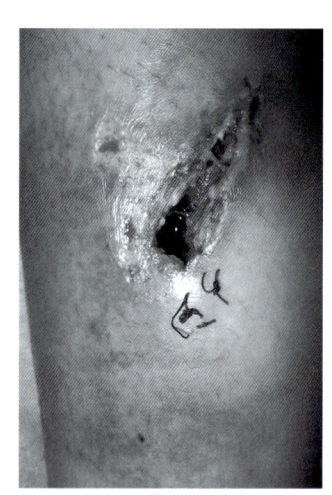

図1　受診時　　　　図2　抜糸したところ

● 症例2　70代女性

　認知症があり施設に入所していた。左下腿の表皮剝離と血腫が発見されたが，受傷原因は不明であった。しばらく様子を見ていたが，発赤と腫脹が著明のため，10日後に当科紹介となった。下腿前面中央に血腫形成を認め，中心部に黒色壊死があり，周辺に発赤を認め

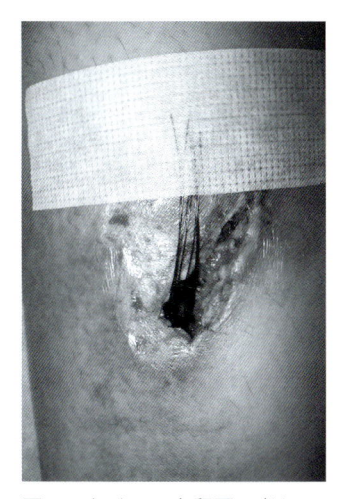

図3 ナイロン糸留置でドレナージ

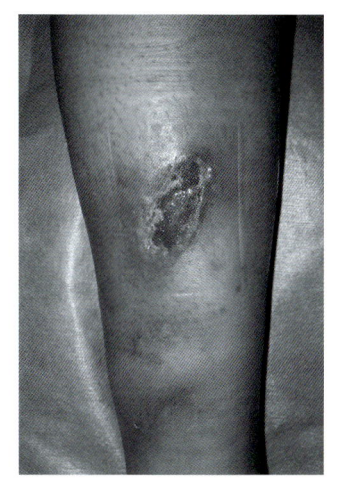

図4 12日後

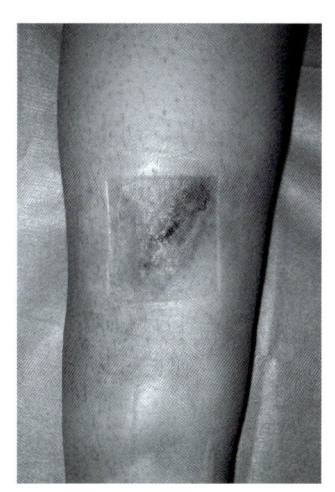

図5 33日後

た(図6)。直ちに局所麻酔下に黒色壊死の切除を行ったが,大量の血腫が溜まり,大きな死腔となっていた。血腫を除去し,2本のドレーンを挿入して創閉鎖した(図7)。3日後にドレーンを抜去し,以後は施設で洗浄と「穴あきポリ袋+紙おむつ(37頁)」の被覆を続け,30日後に創は閉鎖した。

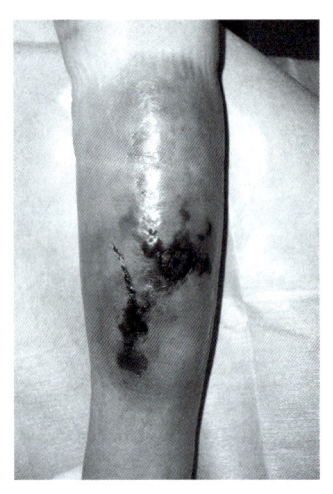

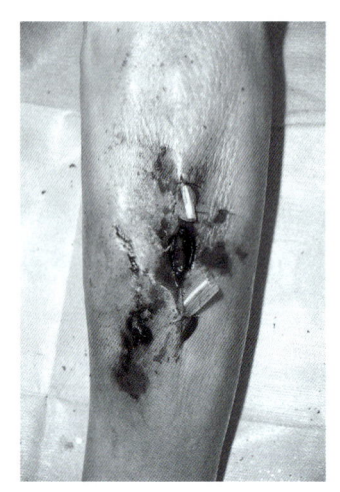

図6　受診時　　　　　　図7　ドレーンを挿入

● 症例3　80代女性

　歩行中に転倒して右下腿を強打した。傷が小さかったため自宅で様子を見ていたが，痛みが出てきたために受傷から7日目に当科を受診した。右下腿中央やや外側に直径1 cm の裂挫創を認めた（図8）。創は小さかったが，創口から探ると5 cm ほどの深さがあり（図9），血腫形成を認めたため，局所麻酔下に切開を追加し，血腫を除去してドレーンを挿入した（図10）。3日目にドレーンを抜去し，その後はナイロン糸でドレナージを続け，初診から7日目で死腔は肉芽で埋まった。初診から15日で創は完治した。

● 血腫予防こそ感染予防

　以上の3例から，下腿の裂挫創では皮下組織（軟部組織）の挫滅などにより，まず血腫形成が起こり，それが感染源となり蜂窩織炎が発症していることがわかる。症例1の治療経過から，受傷直後の創洗浄も抗生剤投与も創感染の予防には効果がないようだ。つまり，死腔が残存してそこに血液やリンパ液などが貯留すれば，それらが感染源となるので，受傷直後の抗生剤投与も洗浄も意味がないので

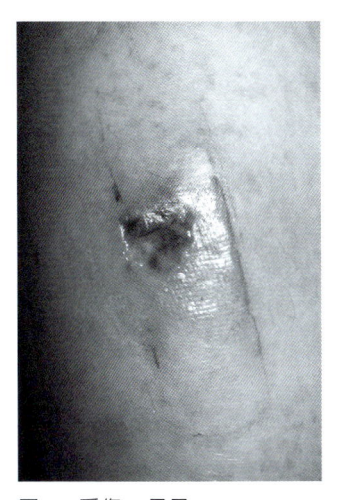

図8　受傷7日目

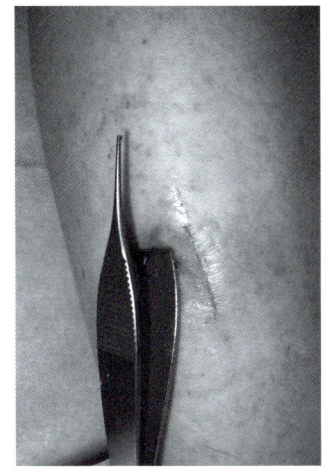

図9　5cmほどの腔を認めた

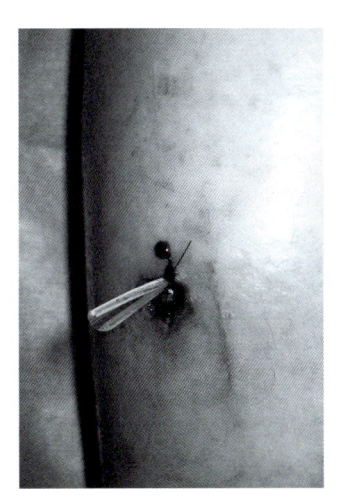

図10　ドレーンを挿入

ある。

　このように考えると，下腿挫創での感染予防とは抗生剤投与ではなく，血腫ができそうな部分（損傷を受けた脂肪組織，筋膜上の剥離など）にドレーンを挿入して患部を圧迫し，血液やリンパ液の貯留を防ぐことしかないのである。このため筆者は，この部位の鈍的

```
                    ┌─────────────┐
                    │ 下腿の裂挫創 │
                    └─────────────┘
                   ↙              ↘
         ┌────────┐      ┌──────────────────────┐
         │ 単純裂創 │      │ 皮下組織（軟部組織）損傷あり │
         └────────┘      └──────────────────────┘
              ↓                      ↓
          ┌──────┐      ┌──────────────────────────────┐
          │ 縫合 │      │ ドレーンを挿入して創縫合，圧迫包帯，患肢挙上 │
          └──────┘      └──────────────────────────────┘
                           ↙                    ↘
                  ┌──────────┐        ┌──────────┐
                  │ 血腫形成なし │        │ 血腫形成あり │
                  └──────────┘        └──────────┘
                                            ↓
                              ┌──────────────────────────┐
                              │ 全抜糸，血腫除去。          │
                              │ 切開口を拡げるか，ポケッ     │
                              │ ト遠位部を切開してドレナ     │
                              │ ージ。                    │
                              │ 患肢安静。                 │
                              └──────────────────────────┘
                                  ↙              ↘
                         ┌────────┐        ┌────────┐
                         │ 創感染なし │        │ 創感染あり │
                         └────────┘        └────────┘
                              ↓                    ↓
                  ┌──────────────────────┐   ┌──────────┐
                  │ ドレーンを次第に浅くする。 │   │ 抗生剤投与。│
                  │ ナイロン糸ドレナージにする。│   │ ドレナージ。│
                  └──────────────────────┘   │ 患肢安静。 │
                                              └──────────┘
                              ↓                    ↓
                          ┌──────┐          ┌──────────┐
                          │ 治癒 │          │ 創感染治まる │
                          └──────┘          └──────────┘
```

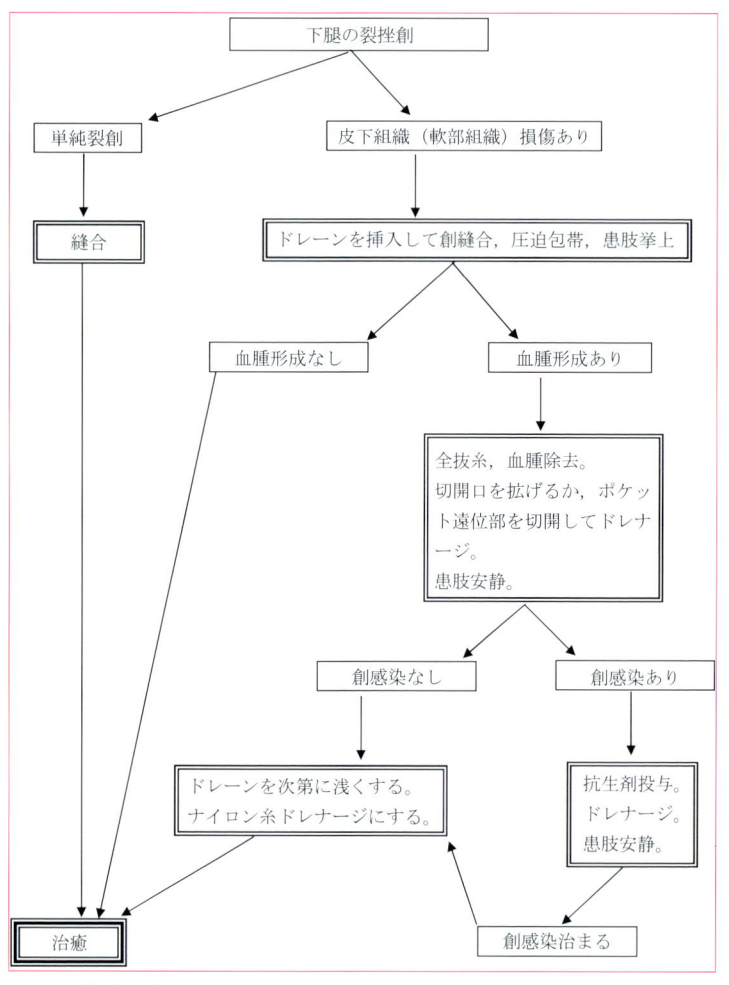

図11　治療の流れ

　裂創に対しては，ほぼ全例でペンローズドレーンを留置して創縫合している。もしもドレーンを入れるかどうかを迷ったら，入れたほうがいいだろう。ドレーンを入れずに感染が起こることはあるが，入れたことによって起こる合併症はほとんどないからである。

　だが現実には，ドレーンを入れても血腫形成が防げない症例があることも事実だ。例えば創口に対して皮下剥離や組織の挫滅ででき

たポケットが遠位方向（下方）に拡がっている場合である。この場合はいくらドレーンを入れても重力に抗して溜まったすべての血液を毛細管現象で吸い上げることは不可能であり，血腫形成は防げない。理論的にはポケットの遠位端を切開してドレーンを入れれば血腫形成をかなり防げるが，実際に行うかどうかはかなり迷うところである。このような場合は，入院させて患肢を挙上し，さらに圧迫包帯を併用して効果的なドレナージを行うのが現実的な対処であろう。

　さらに，いったん蜂窩織炎になってしまった場合の治療であるが，これも主眼は感染源の除去，すなわち血腫の除去とドレナージであり，抗生剤投与には二義的な意味しかない。これは下腿裂挫創に限ったことではなく，術後創感染全般に通じていることであり，まずすべきことは感染源の診断と除去であり，抗生剤投与はそのうえで行うべきである。

　以上の治療の経過を図にまとめる（**図 11**）。

陥入爪の処置

 爪(爪甲)の両脇が弯曲している状態を陥入爪(incurved nail)という。さらに爪甲の弯曲が強いものは巻き爪(pincer nail)と呼ばれる。両者は発生機序がまったく異なり,病態も異なっているが(陥入爪は感染を起こすが巻き爪は起こしにくい,陥入爪は爪の脇が痛いが,巻き爪は爪中央に圧痛がある,など),両者は混同されることが多いため,ここでは「爪が弯曲するために何らかの不都合が生じている状態の治療」ということで一緒に説明する。

 足趾の問題で外来を受診する患者のうち,爪が絡んだトラブルは非常に多い。それらの大部分は爪の脇(爪郭)の痛みや圧痛,難治性の肉芽である。実は,これらの症状の発生原因のほとんどは爪の切り過ぎ(深爪),すなわち爪の両脇を深く切ってしまう生活習慣にある。爪を深く切ってしまうと,爪が伸びるたびに爪郭が爪先端で傷つけられ,これが常に繰り返されるため,慢性的な疼痛,炎症,感染,肉芽形成が起きてしまうのである。逆に,爪が伸びきってしまえば爪郭が傷つく部分はなく,炎症症状は治まるのが普通である。したがって,陥入爪という病名は,爪の弯曲が原因であるという印象を与え,爪郭楔状切除術のような間違った治療を広めてしまったと考えられる。病態を正しく表す病名は「深爪性爪周囲炎」である。

 以上から,陥入爪の処置,治療には3つの方法があるといえる。
 ①爪の弯曲自体を矯正する方法
 ②爪が伸びきるまでの間,爪先端で皮膚を傷つけないような方法
 ③食い込んでいる部分の爪甲だけを除去する方法

第2章 部位別治療のコツ—下腿

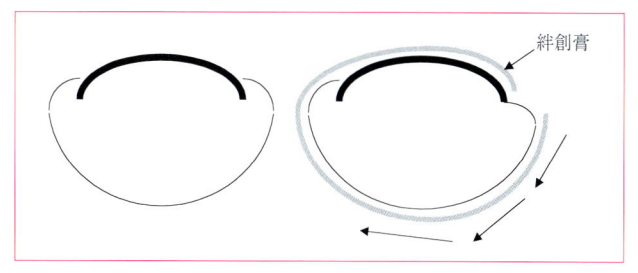

矢印の方向にテーピングし爪郭が爪縁から離れるよう固定する。

● 行うべき治療，行ってよい治療

1）形状記憶合金

　爪甲に形状記憶合金を接着剤で貼り付け，金属が元の形に戻ろうとする力で爪甲を平らにする治療である。非常に効果はあるが入浴時などに金属が剥がれて紛失しやすいので注意が必要。

2）超弾性ワイヤー

　弯曲している爪甲両脇に弾性の高いワイヤーを挿入し，弾力で爪を平らにするという治療法である。これもきわめて効果的である。

3）爪先端にティッシュペーパーなどを挟み込む

　食い込んでいる爪の先端と爪郭の間にティッシュペーパーなどを挟み込んで，爪が爪郭を傷つけないようにする方法である。患者が自分で行えるのが利点だが，ティッシュペーパーを入れるときにかなり痛みがあるのが難点である。

　また，点滴留置針（カテーテル）を半分に切って爪両脇に装着し，皮膚に接触しないようにする方法もある。カテーテルの固定方法に工夫が必要であり，さまざまな方法が考案されている。

4）爪表面を削る

　爪が弯曲している部分を長軸方向に爪ヤスリで削って爪を薄くして軟らかくし，爪を平坦にする方法である。患者自身で治療できるメリットがあるが，爪を削りすぎると割れてしまうことがある。

5）テーピング

　爪郭と爪先端が離れてしまえば疼痛や感染の症状がなくなるので，絆創膏でテーピングする（図）。汗で剥がれやすいのが難点であるが，患者自身で処置（治療）ができるという利点がある。

● 症例によっては行ってよい処置・手術

1）爪母破壊手術（フェノール法，炭酸ガスレーザーなど）

　食い込んでいる部分の爪甲だけを切除し，その部分の爪母を破壊する方法である。破壊の手段（フェノール，レーザーなど）によりいくつかの方法があるが，実際の治療法については成書を参考にしていただきたい。

　疼痛が強い場合にはこれらの方法は著効を示すが，結果として爪の幅が狭くなってしまうのが欠点である。このため，成長期の患者にこれらの方法は行うべきではないとされている。

2）抗生剤投与

　食い込みがそれほど強くなく発赤のみ著明な場合には抗生物質の内服で症状が軽快することがある。しかし，抗生剤含有軟膏はまったく効果はなく，塗布する意味はない。

● 行ってはいけない処置・手術

1）爪を深く切る

　短期的には鎮痛効果は得られるが，問題解決の先送りでしかない。「痛みがある」⇒「爪を切る」⇒「痛みが治まる」⇒「爪が伸びる」⇒「すぐに痛みが再発」⇒「爪を切る」…ということになり，一時的に症状を抑えるだけの効果しかなく，疼痛と肉芽が再発する例がほとんどである。

2）爪郭楔状切除術

　以前はこの方法が主流であったが，手術後の疼痛が激しく，爪母の取り残しが起こるため，現在ではほとんど行われていない。

3）消毒液，消毒薬含有軟膏

　有害無益であり患者に苦痛を与えるだけである。絶対に行ってはならない。

4）肉芽の切除，焼灼

　肉芽部分を切除したりレーザーや硝酸銀棒で焼灼することも意味がない。肉芽は慢性炎症の結果として生じたものであり，爪で傷ついた爪郭自体を治さなければ肉芽はすぐに再発する。

糖尿病性潰瘍・壊疽の治療

● 糖尿病単独の場合

　糖尿病性潰瘍・壊疽は一般に難治性と考えられているが，糖尿病単独の場合には治療はそれほど難しくない。治療で何より優先すべきは糖尿病自体のコントロールであり，これをせずに局所治療を行っても意味がない。また，局所治療の基本は十分な膿瘍の切開・開放と壊死組織の切除，そして創面の乾燥を防ぐことである。具体的には次の通りである。

1) 血糖のコントロールを完全に行う。
2) 血管拡張薬のプロスタグランジン E_1 の点滴を併用する。可能であれば1日2回の点滴が望ましいが，外来患者の場合は1日1回の点滴として経口薬を併用する。
3) 膿瘍切開は十分に行い，創は開放のままとして直接，紙おむつで覆う。出血が多い場合には止血をかねてアルギン酸塩被覆材を貼付し，その上を紙おむつで覆う。創は縫合閉鎖しないほうがよい。膿瘍腔が深いポケットになっている場合はペンローズドレーンを留置する。膿汁の量が多ければ，1日数回，ドレッシング交換する。
4) 関節軟骨が露出していたら十分に削る。骨皮質が露出している場合は特に削る必要はない。
5) 創周囲の発赤などの局所の感染症状がある場合には抗生剤投与を行うが，発赤などの感染症状がなくなれば投与は中止する。

6) デブリードマンの翌日からは水道水（微温湯）で創部をよく洗い，ドレッシング交換をする。
7) 浸出液が多い時期は紙おむつで覆うが，浸出液が減少してきたら吸収タイプの被覆材に切り替える。被覆材が使えない場合は「穴あきポリ袋＋紙おむつ」でもよい。
8) 各種軟膏（抗生剤含有軟膏，タンパク分解酵素含有軟膏，抗菌剤含有軟膏，消毒薬含有軟膏）を使用する必要はない。
9) 感染症状が見られる時期でも創内の消毒は不要であり，すべきではない。

● 糖尿病＋慢性腎不全（人工透析）での足潰瘍

基本的には糖尿病単独の症例と同じで，血糖のコントロールをしつつ積極的にデブリードマンを行い，創の乾燥を防ぐだけで創治癒が得られる。

● 糖尿病＋慢性腎不全（人工透析）＋ASO 合併例での足潰瘍

この場合の治療方針は前二者とまったく異なってくる。デブリードマンによって壊死がさらに進行する危険性が高いからである。実際，良好な出血が得られることを確認した部位まで切除してアルギン酸塩被覆材で覆っておいても，翌日診察すると断端より近位部の循環が悪化し，結局さらに高位での切断を余儀なくされる例は少なくない。

したがってこのような症例では，潰瘍や壊死になった部位の乾燥を防ぐのみとして積極的なデブリードマンは行わず，動脈再建術が可能であればまずそれを優先して行うべきである。

動脈再建術が不可能なときには根治は不可能であり，局所治療で状態が改善することはほとんどない。この場合は，創部を含めて洗浄と剝がれて浮き上がっている壊死部分の切除のみにとどめる。幸い，このような症例では壊死部分が感染することはそれほど多くはないようだ。

壊死部分の疼痛が強く，動脈再建の適応もない場合には，下肢切断術も考慮するが，中途半端な高さで切断するとさらに近位に壊死

が拡大するため，血管造影を行って十分な血流が保たれている部位で切断したほうがよいだろう。

　なお，初診時に糖尿病単独による潰瘍と，糖尿病と ASO 合併による潰瘍をいかにして見分けるかが重要になるが，ASO 合併がある場合は足の皮膚は乾燥していて血色が悪く，足趾もチアノーゼを呈していることが多い。このような時は直ちに足背動脈の拍動を調べ，触知できない場合には血管外科に紹介し，診断が得られるまでは乾燥を防ぐだけにとどめて経過観察する。

著者略歴
夏井　睦（なつい　まこと）

1957 年	秋田県生まれ
1984 年	東北大学医学部卒業
1986 年	東北大学医学部附属病院形成外科入局
1992 年	日本形成外科学会認定医取得
2001 年	インターネットサイト『新しい創傷治療』を開設
	http://www.wound-treatment.jp/
2002 年	相澤病院傷の治療センターに赴任
2007 年	石岡第一病院傷の治療センターに赴任
2012 年	練馬光が丘病院傷の治療センターに赴任
2017 年	なつい キズとやけどのクリニックを開設
著　書	これからの創傷治療（医学書院，2003）
	創傷治療の常識非常識（三輪書店，2004）
	さらば消毒とガーゼ（春秋社，2005）
	傷はぜったい消毒するな（光文社新書，2009）
	ドクター夏井の熱傷治療「裏」マニュアル（三輪書店，2011）
	患者よ，医者から逃げろ（光文社新書，2019）
	創傷治療ハンドブック（三輪書店，2021）　　他，多数

ドクター夏井の外傷治療「裏」マニュアル
〜すぐに役立つ Hints & Tips〜

発　行	2007 年 5 月 15 日	第 1 版第 1 刷
	2021 年 4 月 15 日	第 1 版第 8 刷Ⓒ
著　者	夏井　睦	
発行者	青山　智	
発行所	株式会社 三輪書店	
	〒113-0033　東京都文京区本郷 6-17-9　本郷綱ビル	
	☎ 03-3816-7796　FAX 03-3816-7756	
	http://www.miwapubl.com	
印刷所	三報社印刷 株式会社	

本書の内容の無断複写・複製・転載は，著作権・出版権の侵害となることがありますのでご注意ください．

ISBN978-4-89590-276-2　C3047

JCOPY　＜出版者著作権管理機構 委託出版物＞
本書の無断複製は著作権法上での例外を除き禁じられています．
複製される場合は，そのつど事前に，出版者著作権管理機構（電話 03-5244-5088，FAX 03-5244-5089，e-mail：info@jcopy.or.jp）の許諾を得てください．

■「創傷治療Part2」、今度は熱傷だ！ 感染創だ！

創傷治療の常識非常識2
熱傷と創感染

夏井　睦　練馬光が丘病院傷の治療センター

　ご好評いただいている『創傷治療の常識非常識』続編、ついに刊行！
　本書では、前回取り上げられなかった熱傷の局所治療についてまとめられている。ここに提示された方法で、救急外来を受診する熱傷患者の多くは問題なく治療できるはずである。
　もう一つのテーマである創感染は、発症メカニズムに対する推論と、それに基づく治療原理の提案である。これは現在主流であるSSI（手術部位感染）対策へ疑問を投げかけるものであり、同時に、細菌学的な見地から創感染を見直す作業でもある。なぜ術後の離開創からは黄色ブドウ球菌が検出されるのか、なぜ厳密な無菌操作をしているのに褥瘡からMRSAが検出されるのか、MRSAが検出された創の治療としてバンコマイシンを投与するとカンジダが検出されるのはなぜか、本書を読めばそれらが一元的に説明できるようになる。
　本書を貫いている主張は、EBMがすべて、エビデンス（＝過去の論文）あらざれば医学にあらず、といった「エビデンス万能」の風潮に対する疑問である。本書はエビデンスのないさまざまな仮説を提案する。そして、仮説の提案なしには新しい医学は決して生まれないのである。

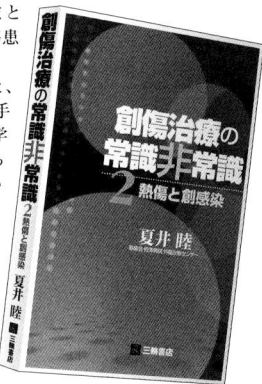

●定価3,080円（本体2,800円＋税10%）　A5変型　145頁　2006年　ISBN978-4-89590-241-0

■主な内容

第1章　エビデンスはどこにある？
地動説とEBM／RCTはレベルの低い証明法である／数学はすべての科学に君臨する／医学の問題を物理で解く／針小棒大化ツール／性善説なのか性悪説なのか／データは一人歩きする／診断名という名の迷宮／それならどうするか／エビデンスは過去にあり／人跡未踏の地に地図はない／CDCが変わったから…／エビデンスは青い鳥か／科学を目指して

第2章　熱傷治療の常識非常識
1　熱傷治療の常識非常識
2　小児熱傷での問題点
3　Ⅱ度熱傷はなぜⅢ度熱傷に移行するのか

第3章　熱傷治療の症例14

第4章　創感染の常識非常識
1　はじめに
2　術後縦隔炎から考える
3　術後創感染の原因
4　さまざまな術後創感染について
5　MRSA感染について
6　術野の消毒は必要なのか
7　感染の場
8　皮膚常在菌について

好評既刊

■「傷を消毒して、ガーゼを当てる」それは、反医療行為です!!
創傷治療の常識非常識　[消毒とガーゼ]撲滅宣言

夏井　睦　練馬光が丘病院傷の治療センター
●定価3,080円（本体2,800円＋税10%）　A5変型　160頁　2004年　ISBN978-4-89590-202-1

お求めの三輪書店の出版物が小売書店にない場合は、その書店にご注文ください。お急ぎの場合は直接小社に。

〒113-0033
東京都文京区本郷6-17-9 本郷綱ビル

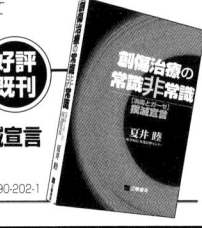

三輪書店

編集●03-3816-7796　FAX 03-3816-7756
販売●03-6801-8357　FAX 03-6801-8352
ホームページ：http://www.miwapubl.com

■ 熱傷治療の新常識は「植皮不要」「痛みがない」「素人でも簡単治療」だ！

ドクター夏井の
熱傷治療 裏 マニュアル
～すぐに役立つHints & Tips～

夏井　睦（練馬光が丘病院傷の治療センター）

　これまで、本書に収載されている様々な症例は、大学病院や熱傷治療センターに送られて、「Ⅲ度熱傷で皮膚移植をしないと治らない」との診断を受けていました。しかし、これからの熱傷治療は違います。皮膚移植もせずに完治し、特別な感染対策をまったくとっていないのに創感染がほとんど発生しない。本書では、熱傷治療の経験の全くない内科医や小児科医でもできる新たな保存的治療を紹介します。これまでの標準的熱傷治療を否定し、「新しい時代の熱傷治療」を提示するバイブルが今ここに誕生しました。

　痛くて、感染症対策がやっかいで、醜い植皮痕が残る。そんな面倒な熱傷治療はもう過去のもの。過去に蓄積された常識に依らず、どのようにして治療法を構築すべきか。この命題に対する回答を求める人に、本書は明快な熱傷治療を提示します。

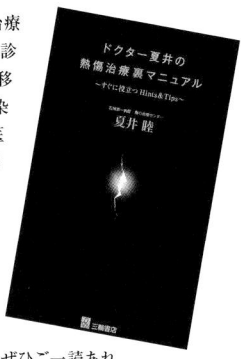

　全国の家庭医、研修医必読の「新標準熱傷治療マニュアル」を、ぜひご一読あれ。

■ 主な内容 ■

第1章 はじめに

第2章 創傷治癒の基礎，湿潤治療
1. 熱傷とは何か
2. 創傷治癒の基礎知識
3. 創感染のメカニズム
4. 消毒薬の薬理学
5. 外用剤は不要

第3章 局所治療法
1. 治療材料
2. 局所治療法

第4章 治療症例
1. 顔面・頭部熱傷
2. 上肢熱傷
3. 下肢熱傷
4. 体幹熱傷・広範囲熱傷
5. 低温熱傷

第5章 治療上のTips
1. 創感染の予防，感染創の治療
2. 抗生剤の使い方
3. 複数指熱傷のドレッシング
4. 乳児手掌熱傷における瘢痕拘縮予防
5. 下腿・足背熱傷の注意点
6. デブリードマンのコツ

第6章 従来の熱傷治療の問題点
1. Ⅱ度熱傷とⅢ度熱傷の鑑別は2週間で行えるのか
2. 植皮をしないと治らないと診断された症例の分析
3. 移植皮膚は時間が経てばきれいになるのか
4. 患部の安静が運動障害をもたらす
5. 治療期間短縮を治療目的にすべきか
6. 熱傷瘢痕癌は発生するか
7. 疼痛対策
8. SIRSと湿潤療法
9. 補液は必要か
10. 便汚染で創感染は起こるのか
11. シンプルな熱傷治療は歴史の必然である

● 定価3,520円（本体3,200円＋税10％）A5変型 228頁 2011年
ISBN 978-4-89590-378-3

お求めの三輪書店の出版物が小売書店にない場合は、その書店にご注文ください。お急ぎの場合は直接小社へ。

〒113-0033
東京都文京区本郷6-17-9 本郷綱ビル

三輪書店

編集 ☎03-3816-7796 FAX03-3816-7756
販売 ☎03-6801-8357 FAX03-6801-8352
ホームページ：http://www.miwapubl.com

■ かかりつけ医・家庭医も一目でわかる創傷の治癒過程
症例が教えてくれる創傷治療 / 湿潤療法

創傷治療ハンドブック

著 夏井 睦（なつい キズとやけどのクリニック院長）

好評書

　圧倒的な症例数を誇る Dr. 夏井の湿潤療法。その診療記録の中から創傷治療の典型例を厳選しました！

　患者さんの最も身近な存在であるかかりつけ医・家庭医がキズ・やけどを診療できるよう、創傷治療の要点はもちろん、実症例の画像を豊富に掲載して解説した実用書です。実症例からは創傷治癒の経過が一目でわかり、目の前の患者さんが現在どの過程にあるのか知ることもできます。内科・小児科でも傷の治り方がわかると患者さんは安心です。

　創傷被覆材（ドレッシング材）の使い分け、切開排膿ドレナージの処置の仕方も簡潔でわかりやすく、創傷治療 / 湿潤療法の秘訣が満載です。診察室にぜひ 1 冊！

本書の詳細はこちら ▶

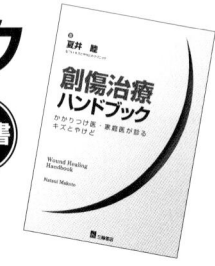

■ 主な内容

第 I 章　治療の基本原則
1　創傷治癒と湿潤療法
　傷治療の歴史
　湿潤療法はシンプルである
　外傷の湿潤療法
　創傷治療とは細胞培養である
　消毒とは
　クリーム性外用薬と石鹸は創面破壊薬
2　浅い傷，深い傷
3　ドレッシング材とその使い分け
　ドレッシング法とドレッシング材
　湿潤療法で使用するドレッシング材の種類
　創面の状態による被覆材料の選択
　各種ドレッシング材の特徴など
　創面を乾燥させる医療材料
4　ドレナージ
　目　的
　方　法
　使い分け
　ペンローズドレーン法
　ナイロン糸ドレーン法
5　消　毒
　消毒の歴史
　消毒の化学と生物学
　消毒で手荒れが起こる理由
　消毒薬についての基本的な考え方
6　創感染
　診　断
　感染が起こる場＝細菌が増殖できる空間
　創面における人体細胞と細菌の競合関係
　耐性菌

第 II 章　具体的な治療法
1　浅い皮膚損傷，皮膚外傷
　要　点
　顔　面
　上　肢
　体　幹
　下　肢

2　深い皮膚損傷，皮膚外傷
　縫合せずに治療した顔面裂傷
　縫合できない四肢裂傷
　下肢の皮膚欠損創・医原性難治性潰瘍
　皮膚移植 vs. 湿潤療法
　静脈うっ滞性下腿潰瘍
　スポーク外傷
　点滴漏れ
　フルニエ壊疽
3　熱傷：総論
　受傷原因
　診　断
　熱傷の湿潤療法
　上皮化完了後の後療法
　熱傷治療中の発熱
　熱傷瘢痕拘縮
4　熱傷：部位別各論
　頭部熱傷
　顔面熱傷
　気道熱傷
　成人の手・手指熱傷
　小児の手・手指熱傷
　下肢熱傷
　体幹部熱傷
　陰部熱傷
　日焼け
5　低温熱傷
　病　態
　熱　源
　治療法
6　小児の頭部・顔面裂傷
　小児の頭皮裂傷
　小児の顔面裂傷
　歯ブラシによる口唇貫通創
7　指・趾の麻酔
　手指・足趾の局所麻酔法
8　手指の外傷
　縫合しない手指裂傷
　指尖部損傷
　指尖部壊死

凍傷による多数指壊死
皮膚軟部組織欠損
9　爪甲外傷など
　爪甲の剥離
　爪下血腫
　抜爪術
　爪甲裂傷・爪床裂傷
　陥入爪・爪郭炎
　爪床瘢痕化による爪甲異常
　巻き爪
10　手術後創離開
11　悪性腫瘍の皮膚転移 / 皮膚穿破
12　褥　瘡
　病　態
　基本的な考え方
　治療方法
13　糖尿病性壊疽
　病　態
　糖尿病の治療など
　局所の治療
14　粉　瘤
　病　態
　治療法
15　ケロイド，肥厚性瘢痕
　診　断
　ケロイドの好発部位
　治療方法
16　動物咬傷
　病　態
　治療法
17　アトピー性皮膚炎，湿疹，乾燥肌，皮膚瘙痒症
　治療法
　科学的根拠
18　その他の皮膚科系疾患
　伝染性膿痂疹
　伝染性軟属腫
　尋常性疣贅
　帯状疱疹
　ニキビ・脂漏性皮膚炎・尋常性乾癬

● 定価 5,720 円（本体 5,200 円+税 10%）　B5　344 頁　2021 年　ISBN 978-4-89590-713-2

お求めの三輪書店の出版物が小売書店にない場合は、その書店にご注文ください。お急ぎの場合は直接小社に。

三輪書店　〒113-0033 東京都文京区本郷 6-17-9 本郷綱ビル
編集 ☎03-3816-7796　FAX 03-3816-7756　販売 ☎03-6801-8357　FAX 03-6801-8352
ホームページ：https://www.miwapubl.com